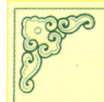

国医绝学百日通

养生疗疾的经络小动作

李玉波 翟志光 袁香桃 ◎ 主编

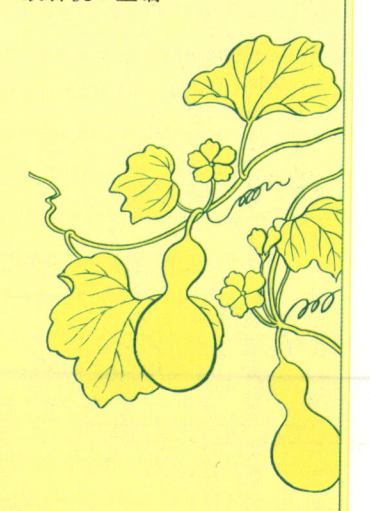

中国科学技术出版社

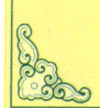

·北 京·

图书在版编目（CIP）数据

养生疗疾的经络小动作 / 李玉波,翟志光,袁香桃主编. —— 北京：中国科学技术出版社,2025.2
（国医绝学百日通）
ISBN 978-7-5236-0766-4

Ⅰ.①养… Ⅱ.①李…②翟…③袁… Ⅲ.①经络—养生（中医）Ⅳ.①R224.1

中国国家版本馆CIP数据核字（2024）第098697号

策划编辑	符晓静　李洁　卢紫眸
责任编辑	曹小雅　王晓平
封面设计	博悦文化
正文设计	博悦文化
责任校对	吕传新
责任印制	李晓霖

出　　版	中国科学技术出版社
发　　行	中国科学技术出版社有限公司
地　　址	北京市海淀区中关村南大街 16 号
邮　　编	100081
发行电话	010-62173865
传　　真	010-62173081
网　　址	http://www.cspbooks.com.cn

开　　本	787毫米×1092毫米　1/32
字　　数	4100千字
印　　张	123
版　　次	2025 年 2 月第 1 版
印　　次	2025 年 2 月第 1 次印刷
印　　刷	小森印刷（天津）有限公司
书　　号	ISBN 978-7-5236-0766-4 / R · 3282
定　　价	615.00元（全41册）

（凡购买本社图书，如有缺页、倒页、脱页者，本社发行中心负责调换）

《目录》

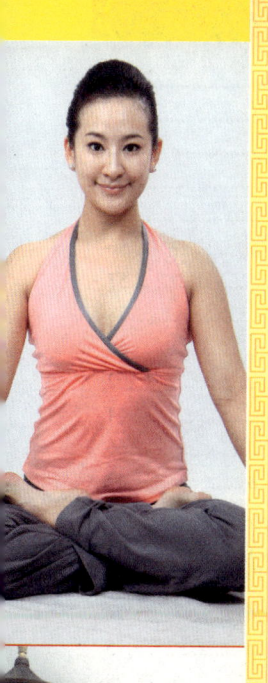

第一章
认识我们的随身医师
——经络及穴位

经络的发展历史及现代医学的应用............2
解读十二正经的命名及分布规律............3
解读奇经八脉与十二正经的关系及其养生原理............5
解读腧穴............7
经络养护我们身体的方式............10
腧穴的保健治疗作用............11
经络腧穴中的阴阳、五行............13
养生重在调理经络............15

第二章
保健养生的经络小动作

祛斑美白............20
宣肺理气............21
宁神醒脑............23
清肝明目............26
益智健脑............27
舒筋活络............31
健胃消食............34
强肾壮阳............37
解乏减压............39
延年益寿............42

| 1

增强免疫力..46

第三章

祛病疗疾的经络小动作

感冒	48
哮喘	50
便秘	52
胃痛	54
腹胀	55
食欲不振	56
呕吐	57
脂肪肝	58
高血压	60
低血压	62
心脏病	64
中风	66
头痛	67
抑郁症	69
失眠	71
耳鸣	72
关节炎	74
颈椎病	75
肩周炎	78
骨质疏松	80
腰酸背痛	81
近视	86
更年期综合征	88
子宫疾病	89
膀胱炎	90
胆囊炎	92

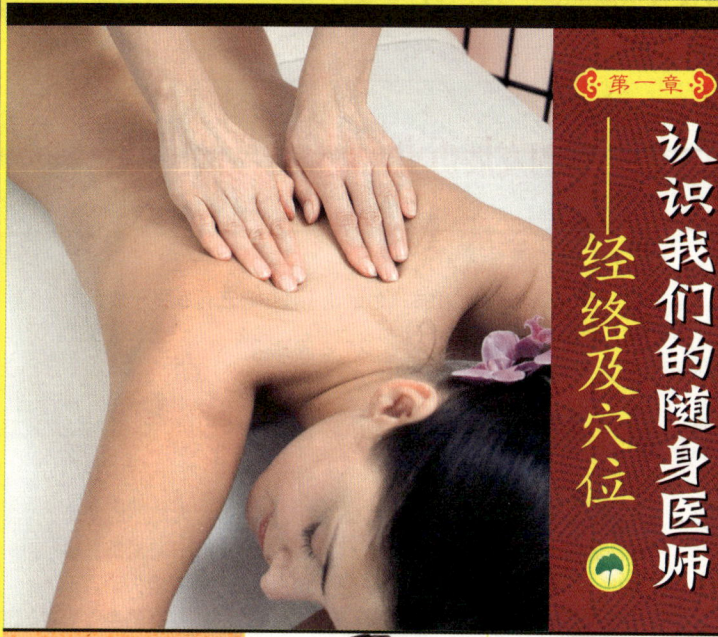

第一章
——认识我们的随身医师
经络及穴位

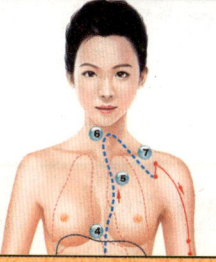

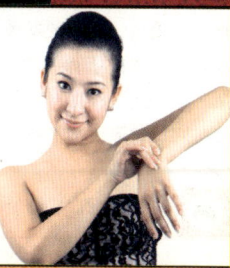

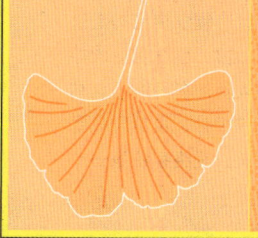

前言……

我们不可能时刻都把医师带在身边。如果我们掌握了经络的循行分布特点，充分利用经络、穴位对生理、病理、诊断、治疗等方面的作用进行自我保健和预防、治疗疾病，那么也就等于有了个随身携带的医疗队。经络就是医疗队里的各级医师，穴位就是各医师携带的治病良药。

经络的发展历史及现代医学的应用

经络很神奇，不论是在堆积成山的武侠小说中，还是在古代的医学界、现代的中医临床中，它都是一个神秘的存在。那么，人们是如何发现经络并将之应用于人体疾病治疗的呢？

发现经络

事实上，经络发现的关键在于"穴位"的发现。而"穴位"的发现却具有一定的偶然性。例如，一个人伤着了合谷穴所在的部位，虽然手被划伤了，很痛，但是同时，他却发现原先牙痛的症状减轻甚至消失了。于是，下次牙痛时，他便会去捏掐或刺破合谷穴所在的地方。这样的经验被推广应用后，人们便发现了合谷穴。经过千百年的积累，我们的祖先最终发现了人体的所有"穴位"。把有相似作用的穴位在体表用线连接起来就成了经络，而在经络感觉敏感的人身上进行施治时，发现特异的经络传感线与穴位的连线基本吻合，这就逐渐演变成了经络。

现代医学对经络的看法

有学者发现，经脉循行路线与周围神经的分布大体一致。例如，手太阴肺经循行于上肢内侧前缘，实质是沿肌皮神经、前臂内侧皮神经的走向分布的。经脉上的弯曲部位或从经脉分出较大络脉的部位，也有相应的神经或其分支分布。经络腧穴对内脏疾病的治疗作用，以及许多经络现象和穴位病理反应的发生，与自主神经系统的调节功能密切相关。虽然现代医学意识到了经络与神经存在某种关联，但其仅笼统地认为经络系统是一个"神经—内分泌—免疫"三者相互协调的未知系统。

解读十二正经的命名及分布规律

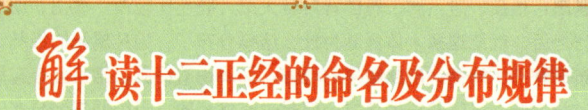

十二正经命名的原理

十二正经又称为十二经脉,指十二脏腑所属的经脉,是经络系统的主体,所以称之为"正经"。十二经脉的名称由手足、阴阳、脏腑组成。用手足来表示是为了让大家明白,手经表示经络的路线分布于上肢,足经是指经络的路线分布于下肢;脏腑命名是为了说明经络所属的脏器;阴阳表示经脉的阴阳属性及所含阴阳的多寡。十二正经在命名时,首先用手、足把十二经脉分成手六经和足六经;再结合循行于手足、内外、前中后不同部位的阴阳属性,根据阴阳学说而给予不同名称;最后加上所隶属的脏腑名。例如,手太阴肺经,从这条经脉的名称我们可以得到三个信息:一是这条经脉在手上;二是经脉循行于上肢的阴面,具体来说是太阴的位置;三是属肺脏。

十二正经分布的规律

六阳经分布于头面、躯干和四肢的外侧,手三阳经在上肢外侧,足三阳经在下肢外侧,手足三阳经在四肢的排列是阳明在前、少阳在中、太阳在后。

六阴经分布于胸腹和四肢内侧,手三阴经在上肢内侧,其排列是太阴在前、厥阴在中、少阴在后;足三阴经在下肢内侧,其排列是太阴在前、厥阴在中、少阴在后,但在内踝上8寸以下是厥阴在前、太阴在中、少阴在后。

为什么经络的体表循行是这样分布的呢?在古代,人们靠种地养活自己,耕地劳作的姿势是"面朝黄土背朝天"。太阳高高地挂在天上,劳作时,头、后背、腰是接受日晒最多的地方,颜色深,按阴阳划分日晒多的自然属阳；相反，脸、胸、腹部背对着太阳，肤色比较白，属阴。明白这个道理之后，就能理解人体经脉为什么这样分布了：但凡属阳的经脉，大多分布在背部、外侧，皮肤较黑的地方；而属阴的经脉，常常分布在胸腹部、四肢内侧，皮肤较白的地方。但是也有例外的：足阳明胃经分布于属阴的胸腹部；足少阳胆经分布于身体的两侧胁肋部，分布也偏于胸腹部。

我们可以把躯干看作一个肢体，胸腹部在前、胁肋部居中、背部在后，那么阳明经应该在前、少阳经居中、太阳经在后。这样，足太阳膀胱经分布于腰背部也就理所当然了。

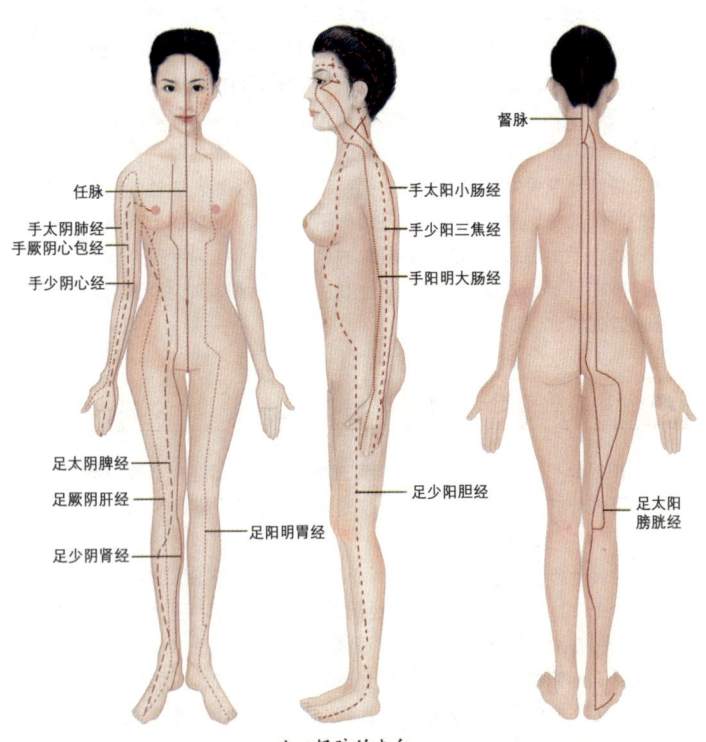

十二经脉的走向

解读奇经八脉与十二正经的关系及其养生原理

认识奇经八脉

武侠小说里的任、督二脉属于奇经八脉中的两条。余下的六条分别是：冲脉、带脉、阴跷脉、阳跷脉、阴维脉、阳维脉。

奇经八脉不直接与五脏六腑相联系，也没有表里相配的关系，是"别道奇行"的经脉。八脉中的督、任、冲脉皆起于胞中，同会阴，称为"一源三岐"。

奇经八脉与养生的联系

奇经八脉与周身的所有经络联络，因此，奇经八脉一旦疏通，全身的气血就会通畅，精力也会越来越充沛。

任督二脉

任督二脉介于水与火、阴气与阳气之间，对于调节它们的平衡关系有着举足轻重的作用。因此，用奇经八脉达到养生功效的最好方法就是打通任督二脉，以更好地强身健体和休养生息。

意通八脉的方法

意通八脉主要通过意志和精神的调养，达到祛病强身、延年益寿的功效。具体方法如下：

1.取坐位，平心静气，微合双目，紧闭双唇，心神凝聚，用鼻根呼吸，并尽快调整呼吸。

2.吸气，感觉气由会阴穴沿着督脉一直行到百会穴，屏住呼吸。

3.呼气，感觉气沿任脉循行到生死窍，屏住呼吸。

4.再吸气，感觉气由生死窍提起，在气穴分开，上行于两肩窝。

5.再呼气，感觉气由两肩窝分开，分别行走于两臂外侧，一直到劳宫穴。

6.换吸气，感觉气由劳宫穴上行于两臂内侧，至双乳屏住呼吸。

7.换呼气，感觉气下行回到会阴穴。

8.又吸气，感觉气由会阴穴上行于绛宫穴，屏住呼吸。

9.又呼气，气由绛宫穴沿两腿外侧，下降到涌泉穴。

10.再换吸气，气由两足涌泉穴一直上行于气穴。

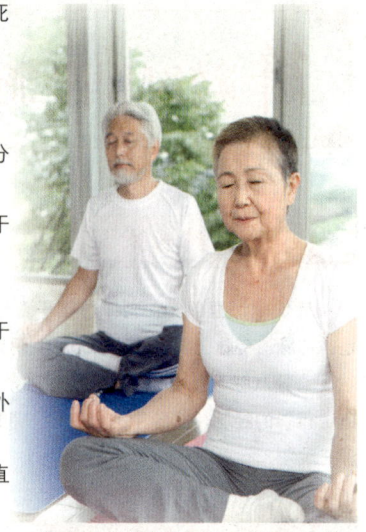

11.再换呼气，气由气穴下行于生死窍。

做意通八脉操对健康十分有益，中老年人不妨常做。

奇经八脉与十二正经的关系

奇经八脉与十二正经有着密切的关系，李时珍在《奇经八脉考》中把人体的经络系统比喻成地表的江河湖海。十二正经犹如长江、黄河，是主要河流；而奇经八脉，就像大江大河边上的湖泊沼泽，或者人工水库。当大江河正值丰水期时，水流灌溢到周边的湖泊水库，把多余的水储存起来；而枯水期时，湖泊水库又将储存的水资源贡献出来，"灌溉"我们的五脏六腑。

由此可见，奇经八脉的循行错综于十二经脉之间，而且与正经在人体多处相互交会，沟通了十二经脉之间的联系，将部位相近、功能相似的经脉联系起来，因而奇经八脉有蕴涵十二经气血和调节十二经盛衰的作用。

解读腧穴

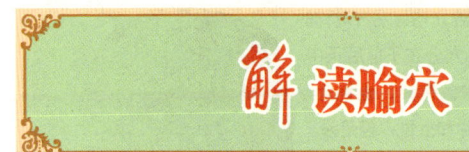

发现腧穴

远古时代，我们的祖先一旦身体的某一部位或脏器发生病变，就会在疼痛部位砭刺、叩击、按摩、针刺、火灸等。他们发现这样可以减轻或消除疼痛，于是就把这些部位视为一些特定的点。这种"以痛为腧"——以疼痛部位为腧穴的取穴方式，是发现腧穴的最初阶段。随着生产力的提高和经验的积累，人们发现刺灸某些部位或点时，有酸、麻、胀、痛等特殊的感觉，并沿一定路线传导和扩散，有些疾病会沿着一定路线出现热、寒、凉、抽搐、皮疹或红肿疼痛等奇怪的现象，于是人们发现了经络，此为经络的雏形。

随着生产力的进一步发展，人们总结了很多治疗疾病的方法，对其认知也越来越深入，积累了更多对穴位的认识，于是较为系统的腧穴理论便应运而生，并且可以根据腧穴（即人们常说的穴位）的主治功能和体表特征加以命名并进行取穴定位。

穴位在《黄帝内经》中被称作"节""会"。"腧"有输注之义，比喻脉气如水一样流动，而"穴"就是"洞""孔"的意思。腧穴就如同泉溪江河流经的孔隙洞穴在地表的反馈，就人体而言，腧穴就是经气在经脉中行走时经过的空隙洞穴在体表的反应点。

腧穴的种类

我们把腧穴分成三类：十四经穴、奇穴和阿是穴。十四经穴是指属于十二经脉、任脉、督脉的腧穴，共有361个穴名，是腧穴中最主要的部分，也简称为

"经穴"。其中十二经脉腧穴均为左右对称的一名双穴；任脉穴和督脉穴分布于前后正中线上，一名一穴，为单穴。奇穴，也称为"经外奇穴"，是指有名称和定位，但是没有归入十四经系统的穴位。它们的治疗范围比较单一、特殊，如头面部的太阳、印堂穴，小腿上治疗急性单纯性阑尾炎的阑尾穴等。此外，没有固定位置，随压痛点而定的穴位称为"阿是穴"，也称"不定穴"。阿是穴这一名称源于唐代孙思邈所著的《千金要方》一书，"人有病痛，即令捏其上，若果当其处，不问孔穴，即得便快或痛，即云'阿是'，灸刺皆验。"所谓"快或痛"即为敏感反应的意思，因此阿是穴也就是现代所说的压痛点。从阿是穴的取穴方法可以推出穴位的起源，即人类在生活中，偶然因体表撞击而使他所患的病痛得以减轻或痊愈；或者在身体不舒服的部位按摩或捶打，使病痛得以缓解。长时期的实践使人类对"穴位"逐渐有了明确的认识，最终形成了我国医学中所称的"腧穴"。

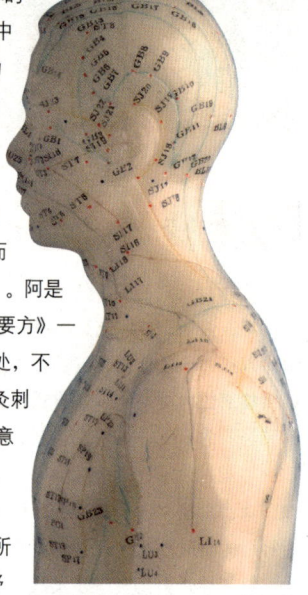

腧穴分为十四经穴、奇穴和阿是穴三类。

腧穴的命名

说到腧穴的命名，犹如芸芸众生的名字一样。家长在给自己孩子取名时都会精挑细选，赋予深刻的寓意。人体上的穴名也是一样的，多是来源于天文、地理、人体、建筑、功能、形象、脏腑、经脉、气血、精神、阴阳、八卦、音律、度量、传说、历史等。掌握腧穴名称的含义，对理解腧穴的定位、功能、主治以及腧穴与中医理论的联系等都有较大的帮助。

经由所在部位命名

若腧穴名称中含有谷、池、溪、渊、泉等字样，则该穴多位于四肢躯干的凹陷处，如阳谷、合谷、阳池、太溪、阳溪、太渊、渊腋、极泉穴等，均可从其穴名中推测出该穴处于身体的凹陷处。若腧穴名称中含有"冲""迎"等字样，其位置多在人体的动脉搏动处，故针刺时应注意避开动脉，以免误伤，如大迎、人迎、冲阳、冲门穴等。

经由治疗作用命名

如耳前之听会、听宫穴，针刺可使听觉会聚，有聪耳之功；胆经之光明穴、膀胱经之睛明穴、膀胱经之承光穴、胃经之四白穴，针之有提高视力、明目之效；大肠经之迎香穴，针之可恢复嗅觉，治鼻塞、不闻香臭之证。

经由天体命名

如紫宫、天枢、华盖、璇玑穴等，在古天文学中，这些星体在天空隶属于紫微垣，被称为中宫，或中元北极紫微宫。其星之命名，为帝王之首，众官之制。所以，将此星名配之于人体心胸，以明心为君主之官。

经由建筑物命名

如中庭、步廊、巨阙、中府、库房、云门等，这些穴位的命名，大的涉及行政区划分，小的涉及楼堂府舍。因为宫体的建筑布局已基本具备，故中间的大殿为紫宫，宫前之殿堂为玉堂，堂前之宫城为膻中，膻前的庭院为中庭，庭院之侧道为步廊，庭院之前门为巨阙，宫后之旁殿为俞府、中府，并有两侧之库房，间在户舍以布，其旁则开一小门——云门。

经由动植物命名

如伏兔穴，位于大腿，其形状像一个伏卧的兔子，故名伏兔。又如鱼际穴，位于手掌，其形状像一条鱼，故称为鱼际。诸如此类的穴位名还有很多，都是取其形象的。

经络养护我们身体的方式

人体是一个庞大而复杂的整体，能够从上到下、从内到外、从五脏六腑到形体官窍配合运转。那么，它们到底是靠什么指挥、联络的呢？

联络人体各部位

中医认为，经络有联系脏腑、沟通内外、运行气血、营养全身、抗御病邪、保卫机体等作用。经络中的经脉、经别与奇经八脉、十五络脉，在人体上纵横交错，入里出表，通上达下，联系人体各脏腑组织；经筋、皮部联系着肢体的筋肉皮肤；而浮络和孙络则联系着人体的各细微部分。

经脉正如复杂的交通系统。十二正经就是人们常走的主干道，而光有主干道是不够的，主干道旁有辅路，辅路还和许多小街、胡同相互贯通。

帮助气血运行

气血是人体生命活动的物质基础，人体内的各组织器官只有得到气血的温养和濡润才能完成正常的生理功能。经络是人体气血运行的通道，可将各种营养物质输送到全身各组织器官，使脏腑组织得以营养，筋骨得以濡润，关节得以通利。

气血正是通过经脉通向五脏六腑、形体官窍的。"营行脉内，卫行脉外"，营气是我们的"营养"，卫气是我们的"防弹衣"，行走在经脉的外面，时刻抵御"敌人"——病邪的侵袭。外邪侵犯人体常是由表及里，先从皮毛开始的。卫气充实于络脉，络脉散布于全身而密布于皮部，当外邪侵犯机体时，卫气首当其冲发挥其抵御外邪、保卫机体的屏障作用。

腧穴的保健治疗作用

我们的经络四通八达，可以无处不到。经络上的某个穴位除了对局部起作用，还对它所归属的经脉起始端及结束端的部位和器官起作用。这里我们就引出两个概念：腧穴的近治作用和远治作用，这是我们运用腧穴保健治疗的理论基础。

近治作用——"腧穴所在就是主治所在"

近治作用是所有腧穴主治作用所具有的共同作用，凡是腧穴均能治疗该穴所在部位及邻近组织器官的病症。

例如：悬颅、颔厌穴治偏头痛；面目浮肿，取水沟、前顶穴；耳聋气闭，取听会、翳风穴；上肢病痛可以取肩髃、曲池、合谷穴；下肢病痛则可取环跳、委中穴等；取肺俞、风门、天突穴等，可治疗肺部疾患；取心俞、巨阙、章门穴等，可治疗心脾胸胁疾患；取中脘、天枢、大肠俞穴等，可治疗胃肠疾患；取肾俞、关元、中极、维道穴等，可治疗泌尿、生殖系统疾患等。这些都是腧穴治疗局部体表或邻近内脏疾患的例子。

也就是说，每个经穴随着经脉循行部位的不同，其主治重点也随之转移。由于每条经脉的经穴都存在这个共性，因此，应用经穴治疗局部体表或邻近

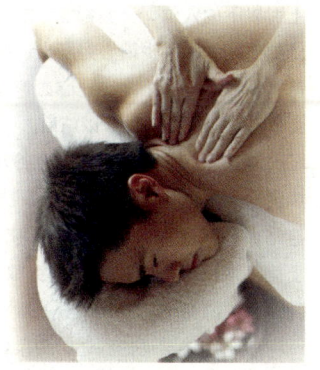

按摩不同部位的腧穴其主治功效则不同

内脏疾患，往往可以不受经脉循行线路的制约，而体现出横向的阶段性的分部主治规律。以足少阴肾经腧穴为例：足底的涌泉穴可治足心热；足跟的大钟穴可治疗足跟痛；腓肠肌下端的筑宾穴可治小腿内侧痛；小腹部的横骨、大赫穴可治生殖、泌尿系统疾病；上腹部的幽门、通谷穴可治胃肠病；胸肠部的俞府、神藏穴可治肺脏病。其他的经络也一样。

远治作用——"经脉所过即为主治所及"

十四经腧穴主治作用的基本规律之一是：十四经腧穴，尤其是十二经脉在四肢肘脉以下的腧穴，不仅能治局部病症，而且能治本经经脉循行所涉及的远隔部位的组织、器官、脏腑的病症，甚至具有治疗全身病患的作用。这就是腧穴的远治作用。

"肚腹三里留，腰背委中求，头项寻列缺，面口合谷收""头面之疾寻至阴，腿脚有疾风府寻，心胸有病少府泻，脐腹有病曲泉针"。这些四穴总歌诀所表达的意思就是腧穴的远治作用。然而，这些穴位为什么能够治疗不相干的疾病呢？

经穴的远治作用与经络的循行分布是紧密相连的。例如，手少阳心经上肘以下的穴位，一般都能预防和治疗心血管系统、神经系统、大脑等部位的疾病，而手少阳心经所出现的病候，又同该条经脉上的穴位主治功能基本一致。一旦人体出现心血管疾病，如心脏病、高血压等，中医医师就会取该经脉上的穴位予以施治。

现如今，临床上也常取合谷穴治疗牙痛，内关穴治疗胃脘痛，后溪、中诸穴治疗颈项扭伤，足三里、上巨虚穴治疗胃肠疾患等，这些正是根据经络循行路线取远道穴位治疗病痛理论的具体操作，效果显著。其他如上病下取、下病正取、中病旁取，左右交叉及前后对刺等，同样是基于经络学说的原理。

根据经络学说的叙述，每条经脉上所分布的穴位，是这条经脉脉气所发的部位。如果这条经脉发生了异常变化，可通过刺激这条经脉的穴位，以调整经脉、脏腑的气血，从而治愈疾病。

经络腧穴中的阴阳、五行

何谓阴阳、五行

中医的"阳"代表那些向上的、明亮的、亢进的、强壮的东西；对人体具有推动、温煦、兴奋等作用的物质和功能，统属于阳。"阴"则代表向下的、黑暗的、衰退的、虚弱的东西；对人体具有凝聚、滋润、抑制等作用的物质和功能，统属于阴。阴与阳是互相依赖的。

五行，是指金、木、水、火、土五类物质的运动。它并非仅指五种具体物质本身，凡具有生长、升发、条达、舒畅等作用或性质的事物，均归属于木；具有温热、升腾作用或性质的事物，均归属于火；具有承载、生化、受纳作用的事物，均归属于土；具有清洁、肃降、收敛等作用的事物，均归属于金；具有寒凉、滋润、向下运行等作用或性质的事物，均归属于水。五行相生指的是：木生火，火生土，土生金，金生水，水生木。五行相克指的是：木克土，土克水，水克火，火克金，金克木。

五行学说用五行之间的生克关系来阐释事物之间的相互关系，认为任何事物都不是孤立、静止的，而是在不断的相生、相克的运动中维持协调平衡的。这一学说在中医学的应用主要是以五行的特性来分析研究机体的脏腑、经络、生理功能的五行属性和相互关系，以及阐释它们在病理情况下的相互影响。

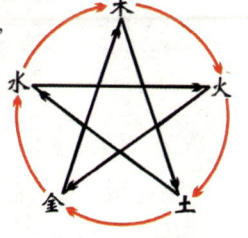

相生 ⟶
相克 ⟶

认识经络里的阴阳、五行

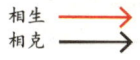

我们来看一下中医所讲的经络蕴藏着怎样的阴阳、五行。十二正经分

别对应、归属于五脏六腑，阴阳与五行也与归属的脏腑相同。例如，手太阴肺经，属于肺脏，肺为脏，属阴，五行属金，故手太阴肺经属阴，并且为太阴，五行属金。

按照"阳井金，阴井木"的规律可进行配属。还以手太阴肺经为例，肺经的五腧穴是少商（井）、鱼际（荥）、太渊（输）、经渠（经）、尺泽（合），肺经属阴，按照"阴井木"，所以肺经的井穴少商属木，鱼际、太渊、经渠、尺泽分别属火、土、金、水。

六阴经五腧穴五行配属表

六阴经	井（木）	荥（火）	输（土）	经（金）	合（水）
肺（金）	少商	鱼际	太渊	经渠	尺泽
肾（水）	涌泉	然谷	太溪	复溜	阴谷
肝（木）	大敦	行间	太冲	中封	曲泉
心（火）	少冲	少府	神门	灵道	少海
脾（土）	隐白	大都	太白	商丘	阴陵泉
心包（相火）	中冲	劳宫	大陵	间使	曲泽

六阳经五腧穴五行配属表

六阳经	井（金）	荥（水）	输（木）	经（火）	合（土）
大肠（金）	商阳	二间	三间	阳溪	曲池
膀胱（水）	至阴	通谷	束骨	昆仑	委中
胆（木）	窍阴	侠溪	足临泣	阳辅	阳陵泉
小肠（火）	少泽	前谷	后溪	阳谷	小海
胃（土）	厉兑	内庭	陷谷	解溪	足三里
三焦（相火）	关冲	液门	中渚	支沟	天井

养生重在调理经络

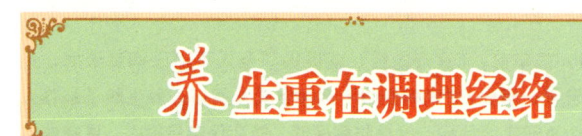

经络养生的基本原理

想提高出行效率,是否应该提供快捷畅通的交通?灌溉农田,是否应该保证灌溉水渠的通畅?畅通的经脉是人体生命运转正常的关键。经络是联系人体的桥梁,是人类一种奇特的生命结构。经络如网,遍布全身,通过经络循行于人体的全身经气,濡养着人体的五脏六腑。经络在人体有若干个穴位,通过刺激这些穴位便可经过经络作用于全身。

经络畅通,气血充足,清阳上升,浊阴下降,阴阳调和,"正气存内,邪不可干",这是机体正常的生理状态,也是中医所说的"阴平阳秘"。生病就是正常的生理状态遭到破坏、阴阳平衡被打破。破坏的因素很多,有来源自然界的六淫——风邪、寒邪、暑邪、湿邪、燥邪、火邪,也有来源自身情志的过度反应,即七情内伤——喜、怒、忧、思、悲、恐、惊。这些外邪内伤侵犯机体,必然会影响经络,一旦经络的正常功能受到干扰,相关的脏腑也就

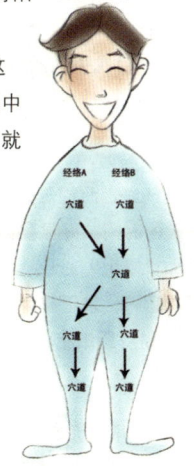

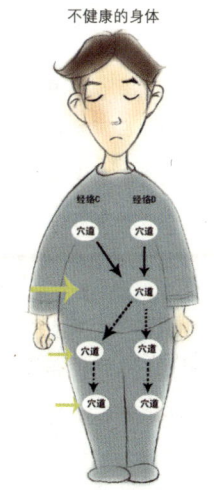

经络通则身强体健,经络瘀阻则气血流通受阻

难逃劫难。

早在2000多年前,《黄帝内经》就提倡"圣人不治已病治未病,不治已乱治未乱",可见,"未病先防"至关重要。所以,养生除了颐养天年,还有一个更现实的目标,就是防病保健。防病保健最根本、便捷的方法就是调理经络。在一些部位进行针灸、拔罐、刮痧、按摩、推拿等都可以通过经络作用于体内。经络踩背或推拿是循着人体经络的走向进行重点刺激,对经络系统和脏腑功能进行调节疏导,协调阴阳,拨乱反正,清湿热,利水湿,助脾运,活气血,使人体湿浊排解,气机通畅,阴平阳秘,达到疏通和保健的目的。

惯常使用的经络养生方法

调理经络有很多种方法,如针灸、拔罐、刮痧、推拿等。调理经络不拘泥于传统的针灸、拔罐、按摩,除此之外,我们可以在日常生活中注意经络养生,如饮食五味、与时间相关的四季经络养生和一日时辰养生、经络保健操等。只要平时在生活的细节中贯穿经络调理,顺应自然规律,即可颐养天年。

时辰养生法

十二经脉里运行的是气血,而气血的运行也是有规律的。气血要跑完十二经脉一周,需要一天的时间。好像我们的火车,几点到达哪个城市哪个车站都是固定的。例如,晚上9~11点,经络气血流注于三焦经,应准时入睡,使三焦气化正常运行、淋巴排毒功能正常发挥;午夜11点至次日凌晨1点,气血流注胆经,是肝胆细胞自我修复的最佳时刻。

饮食养生法

食物的酸、苦、甘、辛、咸被称为"五味",这"五味"相对应地滋养五脏——肝、心、脾、肺、肾。但应注意均衡这五味食用,避免过多食用某一味食物。

中医对偏食有一段绝妙的论述:"多食咸,伤心,使脉凝、色差;多食苦，伤肺，使皮槁毛枯；多食辛，伤肝，使筋紧硬、爪病变；多食酸，伤脾胃，易使肉消、唇炎；多食甘，伤肾，则骨痛、发落。"

针灸

针灸是传统的养生方法，讲究"微针以调气"。但是由于针刺的操作需要一定的医学知识，所以作为保健方法，灸法较为普及。唐代针灸保健盛行之时，人们就已经知道足三里有防病抗衰老之功，将其称为"长寿穴"，主张常灸此穴。另外，人没生病应时常灸关元、气海、中脘穴，可以延年益寿，防止提前衰老。

按摩

按摩可以让关节通利，邪气得泻，经脉通畅，气血调和。这也是大多数人平常最容易做到的，而且需要的工具也很容易找到，如刮痧板、按摩棒等。倘若没有这些，使用有类似功能的器具代替也未尝不可，如牙刷、小勺柄等；如果连这些都找不着，就用手吧！我们的手指、指关节也是很不错的按摩工具。

四季的经络养生法

四季养生，是指根据自然界四季气候的变化规律制定相应的养生方法，即顺应自然界的变化来保持身体健康，以延年益寿。

春季养生

春天是万物生长的季节，春属木，此时正值肝、胆两经。此时应尽量从自然界中汲取生气，并动员机体的阳气，化生气血、津液等，以补充冬季的消耗。拍打胆经，调畅情志是春季经络养生的重点。

夏季养生

夏季是自然界中阳气渐盛、树木茂盛的季节，夏属火，正值心、小肠经。此时应坚持早起床，早出户锻炼身体，使阳气宣发于外，来顺应夏令阳气的特点。但是到了盛夏，就要注意防暑降温了，特别是心火。人们在三伏天里可以选择相应的穴位做三伏艾灸、三伏贴和三伏针灸。

秋季养生

秋季阴气渐进，气候转凉、风气劲疾，此时要早睡早起，收敛心神，从而顺应秋令自然的特点。秋属金，正值肺与大肠经。燥是秋季的主要天气，燥邪易伤肺津，影响肺的宣发肃降功能，所以秋季养生应当注意燥邪伤肺，可在室内放加湿器或床头挂湿毛巾来增加空气的湿度。

冬季养生

冬季阳气深伏于内，万物的生机潜藏起来，此时应早睡晚起，避开清晨、黎明的寒气，适当进食热饮，增加衣被以驱寒，但是应注意不可过热而致大汗，使阳气随汗而脱。冬季要保暖，特别是腰背部，因为"腰为肾之府"，所以冬季养生以不损阳气为主，并要进行适度活动，以达气血阳气"藏而勿夺"的效果。

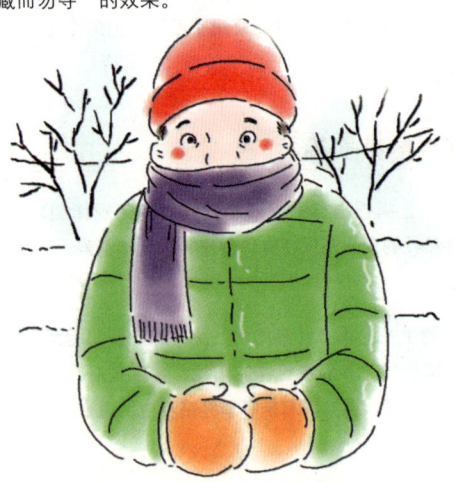

冬季应注意保暖，尤其是腰背部位

第二章 保健养生的经络小动作

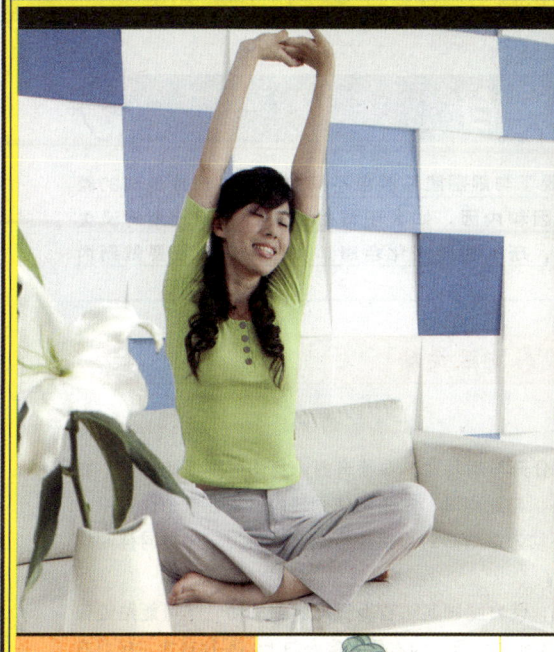

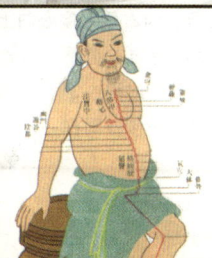

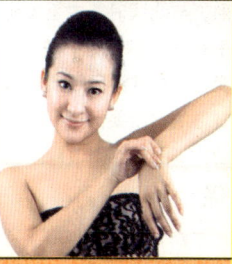

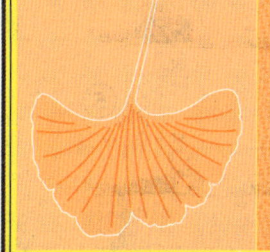

在紧张的现代生活中，许多人患有这样或那样的疾病，虽然算不上大病大疾，却仍然会让人非常烦恼，甚至影响正常的生活和工作。而人身体上的经络和穴位本身就能解决许多问题。本章将为大家推荐一些行之有效的经络保健小动作，每次只需几分钟的操作，便可有效地调节自身机体功能，从而获得健康。

祛斑美白

色斑指的是出现了与周围肌肤颜色不同的斑点。形成色斑的原因有很多，包括外因和内因，如太阳辐射、遗传基因、内分泌失调等都能形成色斑，所以要想淡化色斑，美白肌肤，就要做到内调外养。

屈腿转身、转脚踝运动

【操作步骤】

1.仰躺在床上，双脚分开与肩同宽，右膝弯曲，身体继续保持平躺，右膝弯曲并向左边压去，与此同时，左手臂使劲转向右边，整个过程中，右边的肩膀要保持不动，最后回到起始姿势。然后换另一侧做同样动作（图①~图③）。

2.右手握着右脚脚踝，使右腿脚底贴着地面向臀部移动，尽可能贴近臀部。与此同时，左手臂绕过上身转向右侧，掌心向上，手指触地。接着右手将右脚踝抬起，左手继续保持转向右边不变，坚持几秒后回到起始动作。整个过程中，右边的肩膀要保持不动。然后换另一侧做同样动作（图④、图⑤）。

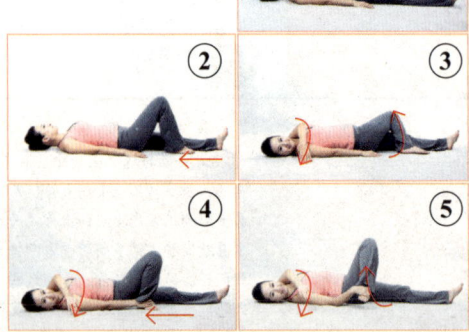

保健功效 此系列运动可以有效刺激足阳明胃经，促进胃肠对体内毒素的代谢，并因其循至面部，因而可舒通面部经络，改善面部的血液循环系统，从而减少色斑，美白肌肤。

宣肺理气

肺主气，司呼吸。气是维持人体生命活动的最基本物质，肺主管呼吸之气。体内各种气机的运行，如营卫之气（现代医学所指的免疫力）、宗气（指呼吸之气、水谷之气的后天之气）、元气（先天之气）的生成和盛衰，都与肺有密切的关系。

左右弯弓射大雕

【操作步骤】

自然站立，左脚向左侧迈开一步，身体下蹲成骑马步状，双手虚握于两髋之外侧，随后自胸前向上划弧，提于与乳平高处。右手向右拉至与右乳平高，与乳相距约两拳，意如拉紧弓弦，开弓如满月；左手食指与中指并直，拇指轻压在无名指指甲收，小指紧贴无名指自然弯曲，向左侧伸出，顺势转头向左，视线通过左手食指凝视远方。稍作停顿后，随即将身体收起，顺势将两手向下划弧收回于胸前，并同时收回左腿，还原成自然站立。此为左式，右式反之。左右调换练习10次左右（图①）。

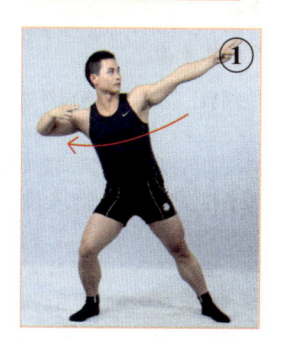

保健功效 这其实是一种扩胸运动，通过手臂的伸展，可以伸展到循行在手臂上的肺经，使其经络的气血畅通，濡养肺脏，同时扩胸运动还能够按摩到胸腔内的肺脏，增强其功能。

调息

【操作步骤】

两脚分开与肩同宽（坐或站立均可），两手自然下垂于身体两侧，两眼平视，全身放松。调整呼吸，缓慢地一吸一呼反复30次，同时加入想象：一吸，把自然界的清气吸入肚脐以下；一呼，把身体里的废气全部呼出（图②）。

保健功效 此法能让人排除杂念、集中精神、变换气体、吐故纳新，从而促进体内真气运行和气机的升降开合。

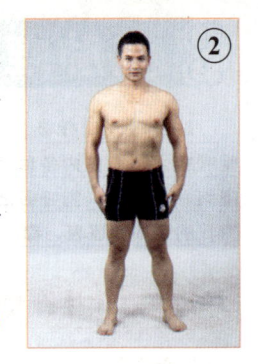

护胸养生法

【操作步骤】

◎捶胸：站立，全身自然放松，双手握拳，先用左拳捶右胸，由上至下，再由下至上；然后再用右拳捶左胸。左右各200次。捶胸后，接着捶几下背，深呼一口气或长啸一声，更有助于呼吸吐纳。老年人可由别人同时捶背部，效果更佳。捶胸时动作要先慢后快，快慢适中，不要过猛（图③、图④）。

◎拍胸：五指并拢，手掌微屈，用掌拍击胸部，自上而下，反复数遍。既可单手交叉拍胸，也可双手同时拍击两侧胸部（图⑤）。

◎擦胸：先用左手自上而下平擦胸部，使胸部微热；再两手呈爪状，分别从上而下在两侧胸部梳理（图⑥、图⑦）。

保健功效 此法不仅可以疏通循行此处的肺经，增强肺部气血的运行；还能够按摩到胸部双侧的肺脏，增强肺脏的功能，促进肺脏中的废物排出体外。

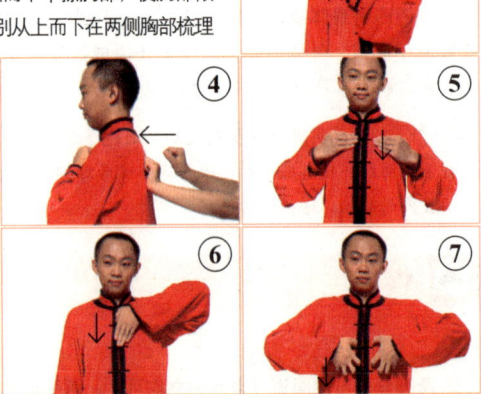

宁神醒脑

中医认为，心为神之居、血之主、脉之宗。心包括实质有血肉的心脏，也指脑，可以接受外界事物的刺激，产生思维，具有意识，并做出反应。中医对神的解释分为广义和狭义两种，广义的神是指人体生命活力的外在表现，通常所说的"神气""神色""神志"都属于广义的神。而狭义的神，则是指人的精神和思想活动，主要包括精神、意识和思维活动。

静坐

【操作步骤】

1. **姿态**：宽衣松带，坐在凳子上，两脚平行着地，与肩同宽，坐位以屈膝90度为宜；手心向下，自然地轻放在靠近小腹的大腿根部；然后平直腰身，脊椎要正，背勿靠他物，胸部可略前倾，腰背放松，肩肘下沉，但不可用力。头不要僵硬，保持自然正直，鼻正对肚脐，眼微闭，唇略合，不要咬牙，舌抵上腭（图①）。
2. **呼吸**：吸长而缓，呼短而促，行之不经意之间。也可以用数息法，或数出息、或数入息，从一数到十，反复循环。

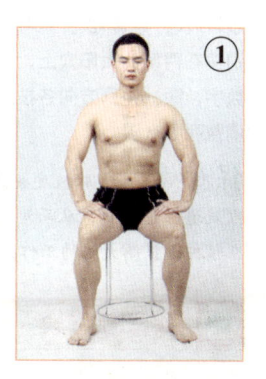

保健功效 静坐可以使我们散乱的心思逐渐归于平静随和，心定则气和，气和则血顺。因此，静坐具有调身、调息、调心的作用。

按揉发根

【操作步骤】

用十指指腹均匀地搓揉整个头部的发根，从前到后，从左到右，次序不限，务必要全部按揉到。其重点揉搓的穴位是百会、四神聪(百会穴前后左右各1寸处)、率谷(耳尖直上，入发际1.5寸处)、神庭穴。反复3次，力度适中。

保健功效 此按摩方法能刺激发根处的毛细血管，改善头部的血液循环，从而增加大脑供血。尤其是按摩百会、四神聪、率谷、神庭穴，能疏通经络脉道，活跃大脑细胞，消除疲劳，增强记忆力。

按揉太阳穴

【操作步骤】

将手掌擦热，用食指和中指贴于两太阳穴处(眉梢与外眼之间向后约1寸的凹陷处)按摩，顺转9次，逆转9次。也可以用两手拇指指腹分别按在两侧的太阳穴上，用力适中，心中默念数字，顺、逆两方向各按摩相同的次数，同时调整呼吸（图②）。

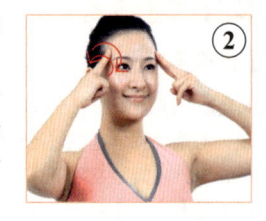

保健功效 当大脑极度疲劳时，太阳穴处往往会有胀痛感，按摩太阳穴可以疏通经络气血，从而对大脑产生良性刺激，以缓解疲劳，止痛醒脑，振奋精神，提高大脑的工作效率。

按揉劳宫穴

【操作步骤】

摊开双手，然后轻轻握拳，让指端触及掌心，而中指指尖所点之处即为劳宫穴。用一手的拇指反复按揉另一只手的劳宫穴2～3分钟后交换，重复上述动作。也可使两手握拳，以中指指尖按压劳宫穴，或双手各握一核桃或钢球，使之在劳宫穴上旋转按摩（图③）。

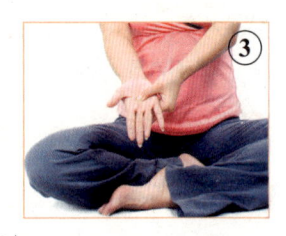

保健功效 此法具有宁心安神、健脑益智的功效，可有效地缓解精神疲劳，提高学习效率。

简单易学梳头功

【操作步骤】

1. 正身站立，两脚分开，头正项直，两眼平视前方，全身自然放松，意守腹部丹田。年老体弱者可改用坐式，自然呼吸，鼻吸口呼，要求均匀和缓（图④）。

2. 掌擦前额。入静放松后，双手缓缓上提，两掌心轻按前额经鼻口轻擦至下颌，再转向头后颈部，往上擦过头顶至前额。共按36次，首次宜轻，以后渐重（图⑤）。

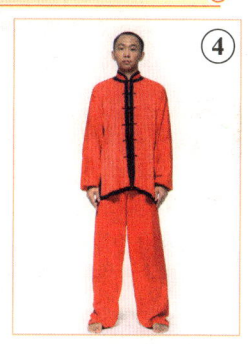

3. 轻抓头皮。双手十指屈成弓形，自前额发际开始经头顶先后至颈后为止，依此顺序共抓36次（图⑥）。

4. 两掌心贴于头面，自前额擦至下颌后，再翻向后颈部，复经头顶再至前额止。共按36次，先重后轻（图⑦）。

5. 收功时宜用疏齿圆滑的木梳轻梳头发，可按本人发型梳理。梳时呼吸均匀、动作柔和（图⑧）。

保健功效 梳头功可疏通血脉，改善头部血液循环，起到提神健脑、缓解疲劳等作用，从而保持大脑清醒，防止大脑老化。

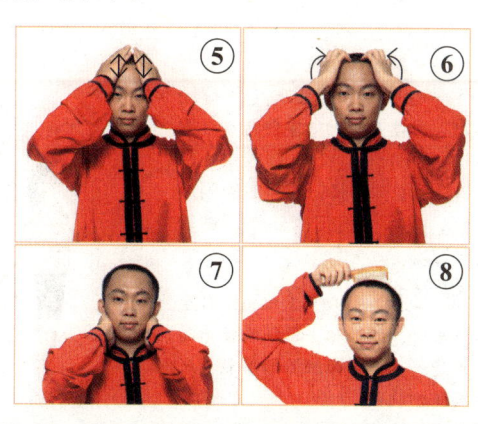

清肝明目

中医认为，肝是藏"魂"之处，可储藏"血"，主管全身之"筋"。肝在五行属"木"，主导"动"及"升"的气机功能，与胆、筋、手、目等组织器官构成"肝系统"。因此当眼睛特别容易疲倦或视物模糊时，表示肝脏功能较为虚弱。

按摩双眉

【操作步骤】

用双手中指和无名指指腹按摩双眉，从眉头至眉梢，可稍稍用力，按摩10次（图①）。

保健功效 此法可明目、醒神，常用于眼睛保健及防治头痛、头晕、视物不清等症。

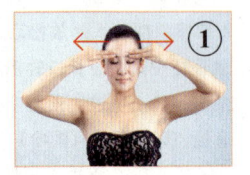

顶天立地

【操作步骤】

1.正身站立，两脚分开同肩宽，头正项直，两眼平视前方，双手握拳，拳心向上置于腰间位置。配合吸气，右手手心向上，徐徐向上作顶天状。左手手心向下，慢慢向下作撑地状。身体并徐徐向左侧转动（图②、图③）。

2.头尽量向后仰，呼气时回到原状，然后做相反的动作，重复1～3次。

保健功效 此动作能够最大程度伸展肝、胆经脉，保证两经脉气血通畅，增强两脏腑的功能，从而保护双目。

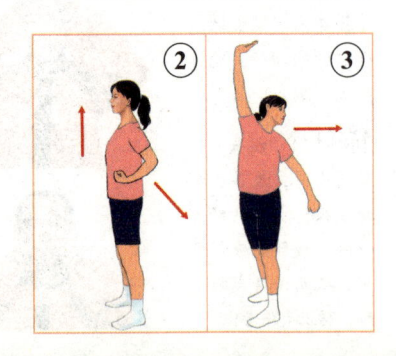

益智健脑

人生的每个阶段都需重视健脑、护脑，因为脑部与身体其他部位有所不同，其生长发育必须给予充分营养，增进益智补脑食物，以尽量使之健康发育、保脑护脑，并延缓大脑的衰老。大脑需要的营养素主要有不饱和脂肪酸、亚油酸和亚麻酸，此外，还有蛋白质、糖类、维生素等。

高桥式健脑操

高桥式健脑操是日本的养生专家在实践中摸索出来的一套健脑保健操。

【操作步骤】

1. **上下耸肩运动**：两足开立与肩同宽，两肩尽量上提，使头贴在两肩头之间。稍停片刻，令肩头自然落下，反复做8遍（图①）。

2. **背后举臂运动**：两手手指于背后交叉，伸直手臂，两手心向上，并用力上举，状似用肩胛骨向上推头的根部，保持2～3秒钟，两臂猛地落下，然后顺势翻腕，使手心向下，用力下压，至少做1遍（图②）。

3. **叉手前伸运动**：屈肘，十指交叉于胸前，两手迅猛前伸，同时迅速向前低头，使头夹在伸直的两手臂之间，注意重心要平衡，反复做5～10遍（图③）。

4. **叉手转肩运动**：十指交叉相扣置于胸前，尽量左右转肩。头必须跟着转肩的方向向后转，转动幅度要等于或大于90度，左右转肩1次结束后，注意还原到开始时的姿势，左右交替进行5～10遍（图④）。

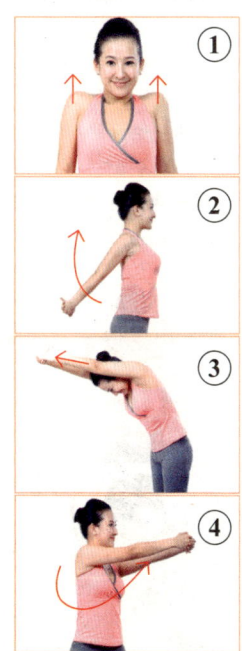

5. **前后曲肩运动**：先使两肩尽量向后弯曲，状如两肩胛骨要碰在一起似的；接着用力让两肩向前弯曲，如同两肩会在胸前闭合似的。前后交替进行5~10遍（图⑤、图⑥）。

6. **前后转肩运动**：曲肘，旋转肩部。先从前向后旋转，再从后向前旋转，具体的旋转次数自行决定（图⑦）。

7. **点头摇头运动**：将双手放在身后，五指交叉，手背轻触腰际，身体挺直。先使头部做前倾、后仰的动作，动作由轻到重，幅度逐渐加大；然后再将头向左右两个方向扭转（图⑧）。

8. **扭转脊柱运动**：两臂放松，自然下垂，两手半握拳。身体向左右两个方向分别扭转，往左转时用左拳背击打右腰部，向右转时用右拳背击打左腰部（图⑨）。

9. **张嘴伸指运动**：先垂手站立，掌心向前，再将双手用力握紧成拳，同时将两嘴角向两侧下方撇，使嘴成"八"字形；坚持一会儿后，将嘴尽量张大，像大喊"哇"时的口型（也可以真的大喊出声），在张大嘴的同时，将握拳的手指猛然伸开，指与指之间尽量张大，如枫叶状（图⑩）。

10. **出手抓物运动**：将两手放在胸前，手指尽量伸展，随即猛然向前伸出两臂，同时像抓住什么东西似的用力将手握成拳头（图⑪、图⑫）。

11. **搓擦两手运动**：先合掌来回摩擦，至掌心发热，再用右手掌用力摩擦左手背，用左手掌用力摩擦右手背，如此交替摩擦，至局部出现温热感为宜

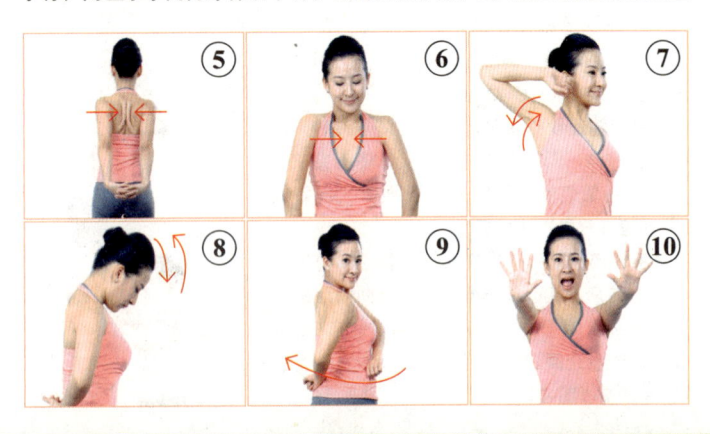

（图⑬）。

12.**手攥四指运动**：先用左手轻轻攥住右手食指、中指、无名指和小指；然后用力攥紧，一松一紧，从左手指尖逐渐向指根和手背方向滑动（图⑭）。

13.**四指攥拇运动**：用左手的食指、中指、无名指和小指将右手的大拇指攥在手心，有节奏地反复用力攥几遍（图⑮）。

14.**屈指数数运动**：像屈指数数时那样，先将双手的大拇指同时屈曲，再屈曲两手食指，接下去依次使5个指头均屈曲，呈握拳状；然后从小指开始，依次使两手五指伸开。屈曲和伸开动作为1遍，连做5～10遍。再接下去做双手的非对称屈指运动，即左右手动作相反或动作交错（图⑯）。

15.**垂手摇摆运动**：放松手腕，自然下垂，先上下迅速摆动；然后向横

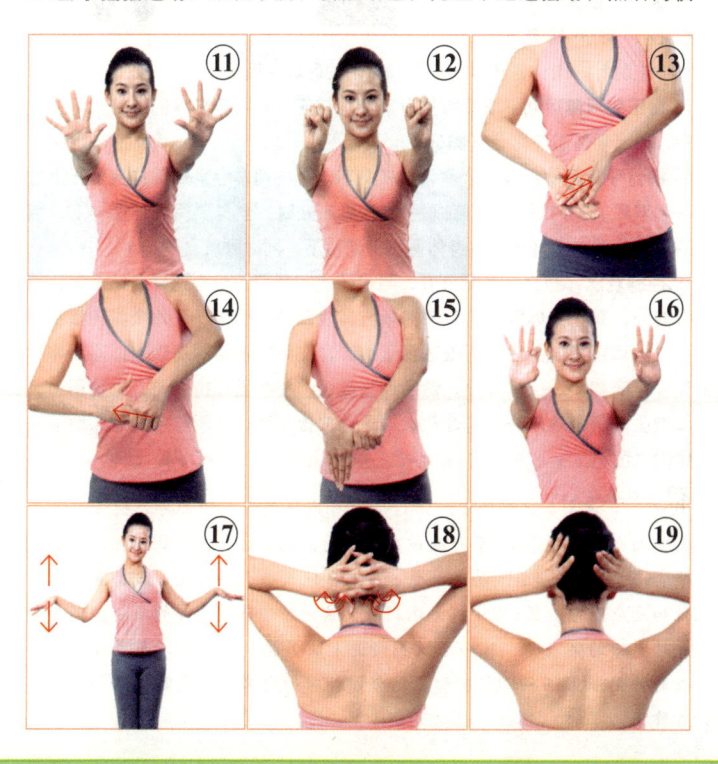

的方向来回快速甩动（图⑰）。

16. 指压颈后运动： 即压天柱穴。双手交叉抱于脑后，先用大拇指按准穴位，2~3秒钟后松开；接着再按压2~3秒钟，再松开。随后按摩该穴位周围，即以天柱穴为圆心，拇指按顺时针、逆时针方向交替按摩直径2~3厘米的区域（图⑱）。

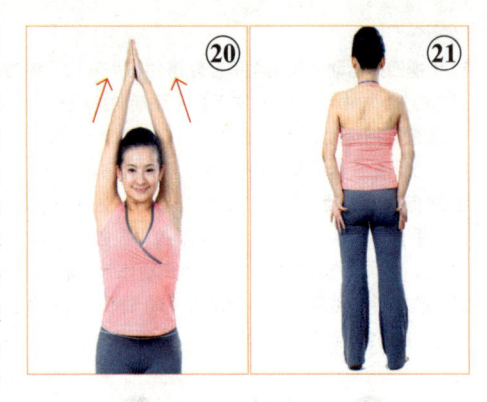

17. 指压头两侧运动： 双手拇指有节奏地按压头部两侧和耳部上方，力度适中，以出现酸胀感为宜（图⑲）。

18. 举臂呼吸运动： 双手合掌，放在胸前，再将两掌心紧贴着往头顶正上方举起双臂，同时深吸气，在双手到达最高处时，全身要用力伸展一下；然后两手分开，两臂伸直由身体两侧平稳落下，同时呼气（图⑳）。

19. 控制意念： 静立，两腿分开，与肩同宽，腿部放松，两臂自然下垂，掌心向外，置于身体两侧，双手拇指与其他四指使劲张开，每个指头都要用力，大拇指指向身后。两眼注视正前方，在头部不动的基础上，逐渐将目光移至离脚尖2~3米远处。然后调整呼吸，使呼吸保持均匀，小腹用力，口微张，缓慢地向外均匀吐气，再迅速放松小腹，将新鲜空气深深地吸入体内（图㉑）。

保健功效 这套健脑操中，第1~6节可以使肩部、颈部得到锻炼，改善大脑的血液循环。第7节有醒神爽气作用，做完后会使大脑变得清醒、思路变得敏捷。第8节活动了脊柱，可有效地改善大脑功能，提高身体灵活性和反应能力。第9节可极大地刺激大脑神经，改善头部的血液循环，加大对大脑的供氧量，从而活跃和促进大脑功能。第10~12节具有安神静心的作用。第16~19节实际上结合了按摩的内容，对大脑也有一定的补益作用。

舒筋活络

经络学说是传统医学基础理论的核心之一，经络是经脉和络脉的总称。古人发现人体上有一些纵观全身的路线，称为经脉；又发现这些大干线上有一些分支，在分支上又有更细小的分支，古人称这些分支为络脉。"脉"是这种结构的总括概念。

浴臂通经

【操作步骤】

右手臂放在膝上，令肌肉完全放松，左手掌从肩部开始缓慢地沿手臂内侧向手部推抚，至手部有胀热感后再从腕部沿手臂内侧向上缓慢推抚到肩部，共做9次。接着依上法按摩左手臂9次（图①、图②）。

保健功效 手臂内侧是人体三条阴经循行的必经之处。其中靠近小指的一边是手少阴心经，手臂内侧的中央是手厥阴心包经，推按这些部位可以宽心理气，疏通经络，对缓解手臂麻木、网球肘有显著效果。

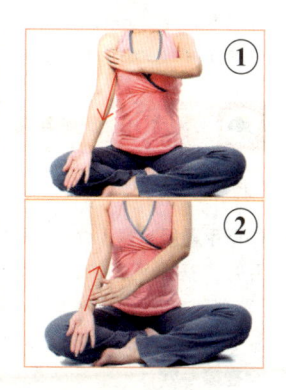

刺激十二井穴

【操作步骤】

◎**点钞票**：临床做头皮针行时常用点钞票的手势迅速捻针，也即食指微曲，拇指指腹和食指侧峰对捻如点钞票状（图③）。

保健功效 这个动作可以有效刺激少商和商阳穴，调理手太阴肺经和手阳明大肠经的气血。

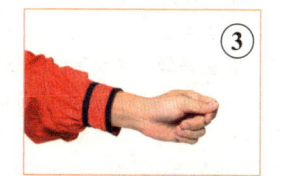

◎**爪抓式**：手指尽量张开，然后曲指做爪状，再伸开，重复做数次。脚趾也如此运动。还可以反复练习捉抓健身球、排球等稍大的球体（图④~图⑦）。

保健功效 这些动作可以起到刺激十二井穴、调理手三阴经和手三阳经的作用，常练习可以缓解手脚冰凉的症状。

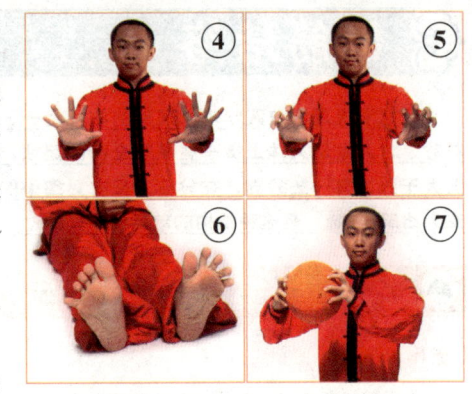

摩手理指调气血

【操作步骤】

◎**摩手通经**：两手合掌，聚精凝神，双手相互用力搓擦至发热；然后两手交替搓擦手背，纵向和横向交替摩擦；最后弧形摩擦如洗手状，以两手红润发热为度（图⑧）。

◎**搓擦手穴**：一手握拳攥住另一手手腕，不断来回转动被握手腕以搓擦太渊、大陵、神门、阳溪、阳池、阳谷穴等，以手腕红润发热为度（图⑨）。

◎**舒经理指**：双手手指交叉，相互拔捋5~10次，以有酸胀发热感为度（图⑩）。

◎**孔雀开屏**：使双手自然放置胸前，目视手指。自拇指开始，呈扇面状逐指依次用力伸展、屈曲，要求动作稳定，频率一致。各做3遍后五指同时伸展，伸展至最大幅度后，

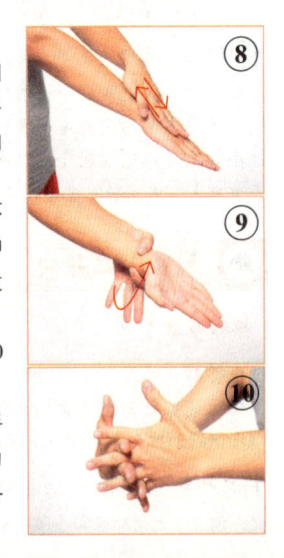

用力攥拳3次，稍事休息后做松指、旋转摇动手腕即可（图⑪~图⑬）。

保健功效 通过摩手理指的动作练习，可以疏通手三阴、手三阳经脉，使手臂及内脏气血调和，从而有效防治手指麻木、发冷、上肢瘫痪、肩周炎、牙痛、面瘫及心脏病等。

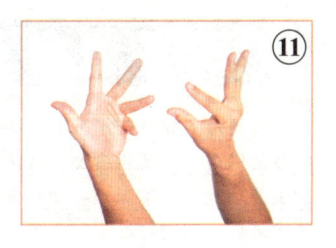

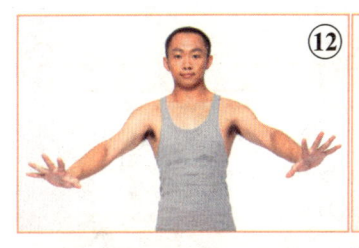

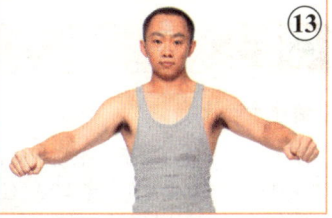

国医小课堂

其他舒筋活络小方法

◎可用15克生姜，10克桂枝煎水，煎沸后，去姜、桂枝渣，待冷却至30~50℃，用毛巾浸姜、桂汁，绞干，摩擦双脚、下腹、腰部各5次。每天早饭后、晚睡时各1次。生姜祛寒，桂枝温经通阳，二药合用，可以祛寒活血，增强血液循环。

◎起床锻炼后，可用10克生姜切成薄片，山楂肉10克，葱白5枚，胡桃肉15克，水煎代茶饮。此茶能祛风寒、壮阳益气。

◎冬天早晚不宜静坐，宜睡。白天宜活动，宜晒背、晒双脚。老年人气血虚弱，静坐久了，易被风寒所侵，要活动筋骨，好让气血畅流。

◎可以食用舒筋活络、行气活血的食物、药物，如羌活、独活、威灵仙、鸡血藤、当归、蛇肉、田七、牛膝、山楂肉等。

◎1个广东木瓜，水发银耳、莲子、百合、龙眼肉、枸杞子各少许。将木瓜切成两半、挖去黑籽，将准备好的材料洗净，滤去水分，分别摆入木瓜瓤内，上笼旺火蒸制15分钟即可。木瓜性温味酸，具有平肝和胃、舒筋络、活筋骨、降血压的功效。

健胃消食

胃是对人体每天摄入的食物进行收纳、消化和吸收的器官。人体所需的气血，均是由食物生成的，故中医将胃称为"水谷之海"。胃的主要功能有以下两点：消化食物和传输养分。倘若胃能很好地完成传输工作，不但可以为体内其他器官准时传递营养，还能增进食欲、振奋精神。

揉腹

【操作步骤】

1. 双手掌放于脖窝之下，中指相对，由天突穴沿任脉线推至曲骨穴，操作9次（图①）。
2. 双手重叠，掌心放于神阙穴（肚脐）处先沿顺时针方向正揉腹6次，再换逆时针方向揉6次，交替操作数次（图②）。

保健功效 此法可使胃肠及腹部的肌肉强健，促进血液和淋巴液循环，增加胃肠蠕动和消化液的分泌，使吃进的食物充分消化吸收，有益健康。

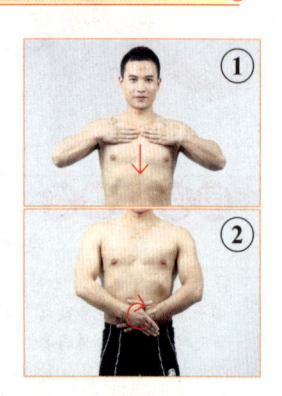

掌熨三穴

【操作步骤】

先两掌对擦至发热，然后双手掌心向下，用掌心的热度温熨大腿前外侧足阳明胃经的伏兔、阴市和梁丘穴，每穴温熨的时间根据舒适度自由选择。可反复搓摩温熨（图③）。

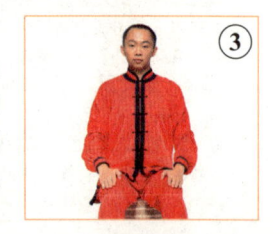

保健功效 此法可以有效地改善脾胃寒湿的状况，有利于食物的消化。

卧抻足阳明

【操作步骤】

1.临睡前，坐在床上，两腿并拢伸直，蹬脚跟，勾脚尖，两目注视两大脚趾，尽可能不眨眼。两手扣于膝盖上（图④）。

2.如果伸直腿后上身不能保持身体垂直中正者，可以把臀部垫高一些，或者坐在沙发边上，把脚放在地上练习，效果显著（图⑤）。

3.仰卧平躺姿势，屈膝或伸直双腿，仍然为蹬足跟、勾脚尖姿势。还可以配合两手托天理三焦姿势或者环抱姿势练习。有些人一伸懒腰蹬腿就会腿肚抽筋，可采用蹬足跟、勾脚尖的方法蹬腿伸懒腰，这样可以避免腿肚抽筋的情况（图⑥、图⑦）。

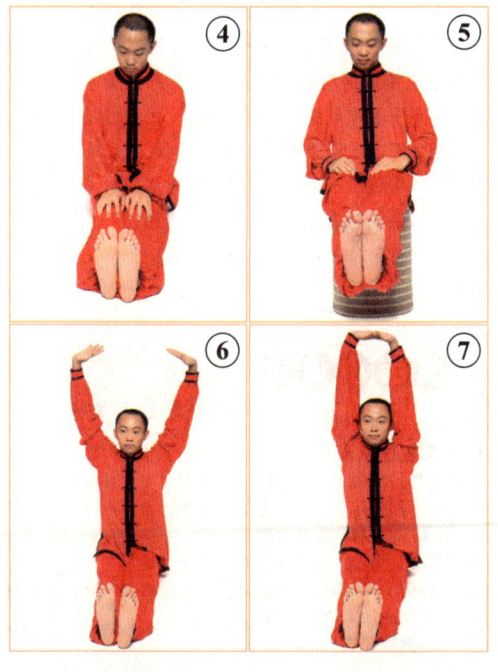

保健功效 此法可较好地调理足阳明胃经，祛除胃火，改善脾胃功能，并调理三焦，使全身气血上下流通，滋养脾胃。

正襟危坐

【操作步骤】

两手扣于膝盖上，中指放在髌韧带上，食指轻点内膝眼，无名指轻点外膝眼（即犊鼻穴），掌心劳宫穴贴在髌骨上方的鹤顶穴，小指置于膝关节外侧胆经所过位置，拇指置于内侧脾经所过位置。调整上身保持中正，留意于手掌与膝关节的接触位，手掌可以感到膝关节内温暖舒适。也可以同时配合向外勾脚尖以锻炼足三里、阳陵泉穴的方法。时间随意，以感到舒适为度。但因"久坐伤肉"，不可过度练习，以免适得其反（图⑧）。

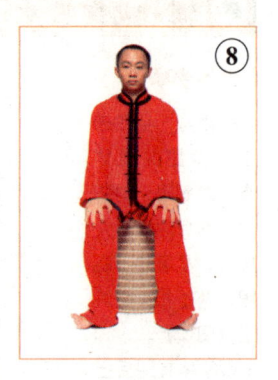

保健功效 此法有理脾胃、调气血、助消化、补虚弱的功效。

国医小课堂

健胃消食小菜谱

◎ **陈皮莲子汤**

【原料】陈皮10克，莲子15克，清水适量。

【做法】将莲子去皮、去芯并洗净，与陈皮一同置于锅中，加入适量清水煎煮30分钟，去陈皮即可。

【用法】喝汤、吃莲子。每日1剂，连用7剂。

【功效】本品具有补脾温胃、理气化痰之功效，适于因脾胃湿热、痰饮内滞所致食欲不振者食用。

◎ **山楂麦芽饮**

【原料】山楂15克，麦芽25克，清水适量。

【做法】将麦芽和山楂一同置于砂锅中，加入适量清水，煮30分钟后，去渣留汁即可。

【用法】每日1剂，分2次饭后饮用，连用5日。

【功效】本品具有消食化积、开气郁痰结之功效，适于因食滞痰结所致食欲不振者饮用。

强肾壮阳

肾是生命的源泉,在人体中被称为"先天之本"。它是人体所有脏腑阴与阳的根源,所有的组织器官都需要肾的滋养。因此,当肾的功能失常时,往往会出现肾虚、肾阳不振等病症,这时就需要补肾、补阳气。

摩掌搓腰

【操作步骤】

两手相互摩擦至发热,然后分别将两手按于左右两侧肾俞(与肚脐相对的脊椎向外旁开1.5寸处),稍定片刻,再用力向下搓2寸,继而再向下搓至尾骨部位(长强穴),每次搓擦往返36遍,每日早晚各做1次(图①)。

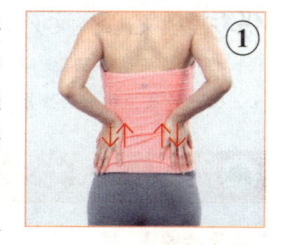

保健功效 腰部有督脉之命门穴,以及足太阳膀胱经的肾俞、气海俞、大肠俞穴等,搓擦后全身发热,具有温肾壮腰、舒筋活血等作用。

搅海鼓漱咽津

【操作步骤】

闭目,合口,凝神;舌伸于齿外,在口腔内上下拨动,并用两腮和舌做漱口动作各18次,此时口中津液增多,甚至满口,将津液分3次咽下(图②)。

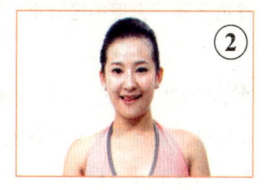

保健功效 古代养生家将唾液称为"口津""玉泉",认为搅海咽津能滋阴、健脾、固肾,对因肾虚所致的腰酸背痛、耳鸣、盗汗等疗效显著,肾

强则生髓通脑，从而使精神旺盛，记忆力增强。

按揉太溪穴

【操作步骤】

在太溪穴上用线香灸；也可以在白天，将米粒贴在太溪穴上，这样，可长时间保持穴道刺激。若能同时刺激太溪穴以及同为足少阴肾经上的涌泉穴和足太阴脾经上的三阴交穴，效果会更好（图③）。

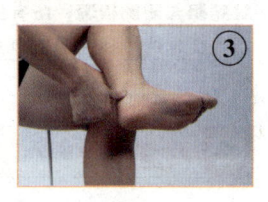

保健功效 太溪穴是足少阴肾经之腧穴，其作用重在补肾，经常按摩该穴，可明显提高肾功能。对绝大多数肾脏疾病，如肾虚、慢性肾功能不全、慢性肾炎、糖尿病性肾病等均有明显的治疗效果。

瞬间强肾法

【操作步骤】

1. 双手轻握拳，用拳眼或拳背沿顺时针、逆时针旋转按摩，力度由轻到重，每次5分钟左右（图④）。

2. 双手握拳，轻轻叩击腰眼处，或者用手捏抓腰部，力度由轻到重，每次做3~5分钟（图⑤、图⑥）。

保健功效 用掌、拳搓腰眼，不仅可温暖腰眼、疏通带脉和强壮腰肌，而且还能起到聪耳明目、固精益肾的作用。此运动法还有助于防治遗精、早泄、痛经和月经失调等病症。

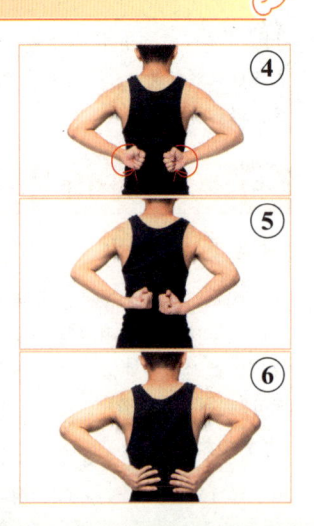

解乏减压

现代社会的生活节奏越来越快,我们要顾及的事情太多,家庭、工作赋予人们太多的责任和义务。各方面的压力有时候会压得人喘不过气来,从而导致精神和身体疲惫。通过适当的宣泄及转移注意力等方法可以很好地解乏减压。

桌边健身操

【操作步骤】

1. 坐在椅子上,轻轻缩紧下巴,将双手手指交叉互握放在后脑勺上,手、肘关节尽量往后拉,停留5秒,放松,重复做5次(图①)。
2. 坐在椅子上,身体向前弯曲,双手手掌贴在脚背上,停留5秒,放松,重复做5次(图②)。
3. 坐在椅子上,双手向后交叉握于下背部,双手向后往上伸,使背部拱起,停留5秒,放松,重复做5次(图③)。
4. 坐在椅子上,右脚抬起到椅面高度,双手抓住右脚脚踝,停留5秒,放松;然后,换左腿抬起到椅面高度,双手抓住左脚脚踝,停留5秒,放松,重复做5次(图④)。
5. 站起来,双手轻轻扶在腰的后方,身体向后舒展,直到腹部肌肉有拉伸

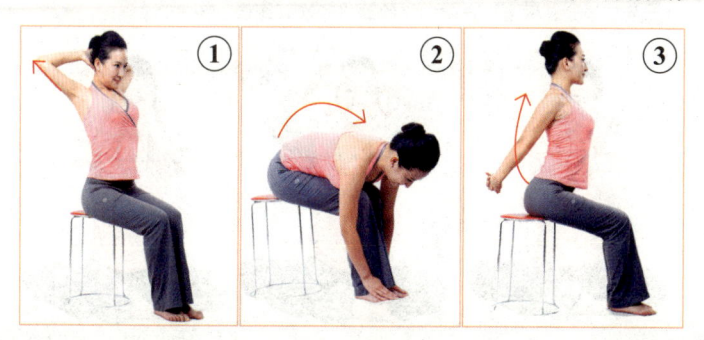

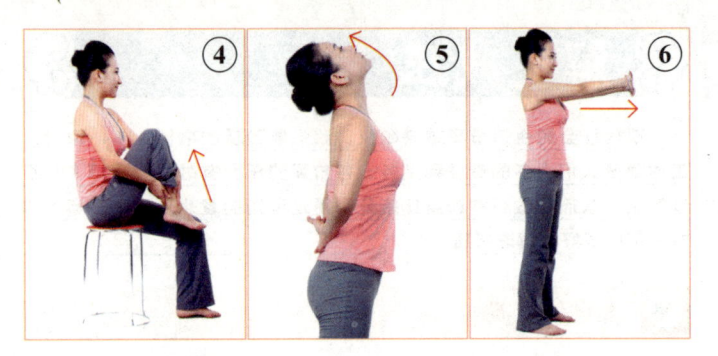

的感觉为宜,同时头向后仰,停留5秒,放松,重复做5次(图⑤)。

6.挺直站立,双手手指互相交叉,双掌掌心朝外,并向前推;同时手臂向上前方伸直,至肩胛部肌肉有拉紧的感觉为宜,停留5秒,放松,重复做5次(图⑥)。

保健功效 此操可加快全身血液循环,促进大脑供血,缓解身心疲惫,并释放和舒缓压力。

保健按摩操

【操作步骤】

1.将双手手掌相互搓热,然后用双掌由前额处经鼻两侧向下至脸颊部,再向上至前额处,做上下方向的搓脸动作36次(图⑦、图⑧)。

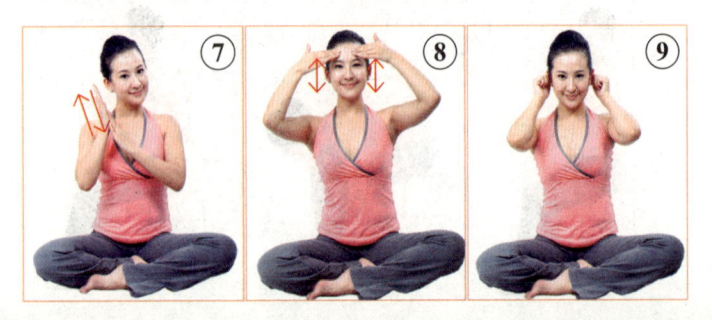

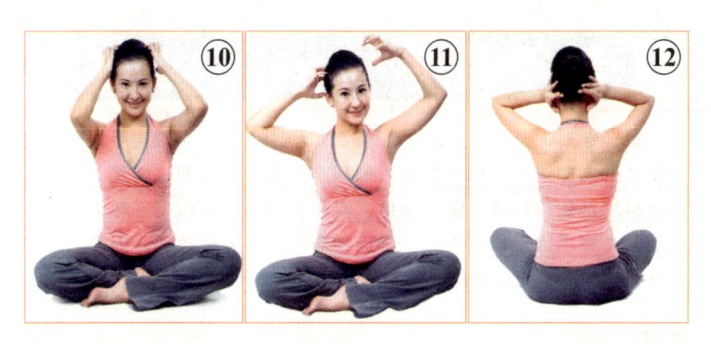

2.用双手揉搓左右耳部各36次（图⑨）。

3.用两手手指自前向后做梳理头发的动作36次（图⑩）。

4.双手五指自然分开，从前向后，先以各指端快速轻击头皮，而后力度逐渐加重，最后改用手指拍击头皮，共36次（图⑪）。

5.用双掌捂住双耳，手指放在枕骨上，食指压在中指上，食指快速下滑，弹击耳后枕骨处36次。此动作被称为"鸣天鼓"（图⑫）。

6.用双手手指交叉抱住头部，做颈部后伸动作36次。

7.用双手掌轻轻抚摸头部，将头发从前向后理顺，呼吸稍稍加深并减慢，数次后恢复平静呼吸。类似练功者收功的情形，因此，这个动作叫作"抚头收功"。

保健功效 此操可改善头部和面部的血液循环，使头脑保持清醒和放松，缓解压力，使人面色红润、容光焕发。

国医小课堂

维生素是非常好的减压剂

营养专家认为，面对令人担忧的事情或持续不断的压力，身体会产生心跳加速、血压升高、肌肉收紧等不良反应，由此会消耗大量的维生素C，因此，应留意多食用诸如洋葱、青椒、菠菜、花菜等富含维生素C的蔬果。此外，很多营养学家还将B族维生素视为减压剂，胚芽米、糙米、全麦面包等B族维生素含量较多的食品可以调节内分泌，平衡情绪，松弛神经。

延年益寿

医学专家认为,人的正常寿命可以达到120岁,但现实中能活到这个年龄的人却很少,绝大部分人都因疾病而未能达到。但是,如果人们能科学地安排饮食、锻炼身体,延长生命的目的也是不难达到的。衰老的主要原因是核酸不足,进而细胞染色体发生改变,因此,适当地补充核酸,多吃能保持血管健康的食物,就可以延缓衰老。

拍手掌

【操作步骤】

1. 双手互拍手掌、手背各12次(图①)。
2. 双手握松拳,双手拇指在食指侧向前推按12次(图②)。
3. 双手握松拳,伸出拇指,点按其余各指指尖,每个指尖点按12次(图③)。
4. 左手虎口张开,握住右手拇指基底纹处,向前旋按。换手进行同样的操作,左右手各做12次(图④)。
5. 双手十指交叉,压在基底纹处,一松一紧压按(图⑤)。

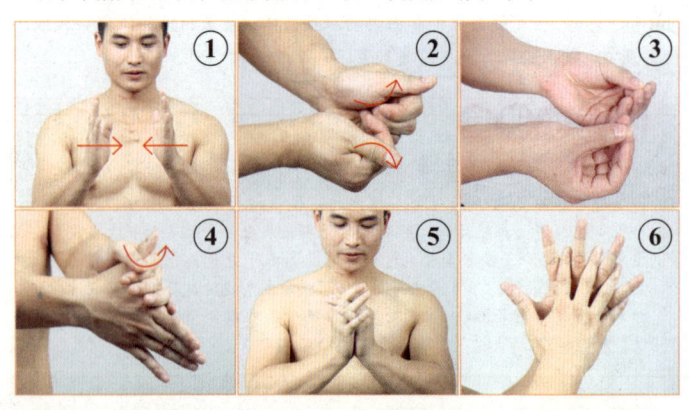

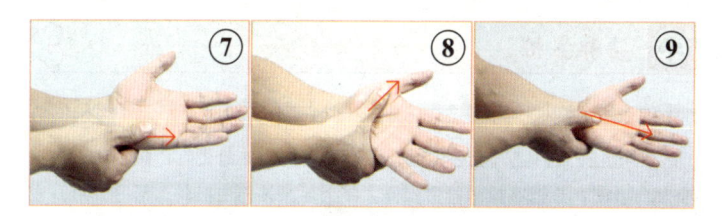

6. 左手掌张开伸直，用右手指交叉搓按指侧。换手进行同样的操作，左右手各做12次（图⑥）。

7. 用右手拇指向左手小指方向推按小鱼际，向左手大拇指方向推按大鱼际。换手进行同样的操作，左右手各做12次（图⑦、图⑧）。

8. 右手拇指向指尖方向推按左手，沿手掌根部推至中指尖。换手进行同样的操作，左右手各做6次（图⑨）。

保健功效 此法可以让人保持头脑清醒，增强心脏活力，加快血液的循环流通，是长寿的良方。

摩足法

【操作步骤】

1. **摩足心**：可早晚两次在床上进行，两脚心相向，先把双手掌搓擦发热后，左手摩右脚心，右手摩左脚心，至脚心发热为宜（图⑩）。

2. **按压涌泉穴**：此穴在脚底心凹陷中，在足底前1/3与后2/3交界处。用中指或食指指端由脚心向脚趾方向做按摩，每次按压100~200下（图⑪）。

保健功效 此法能滋阴降火、强腰健肾、益精填髓，从而提高身体免疫力，达到延年益寿的目的。

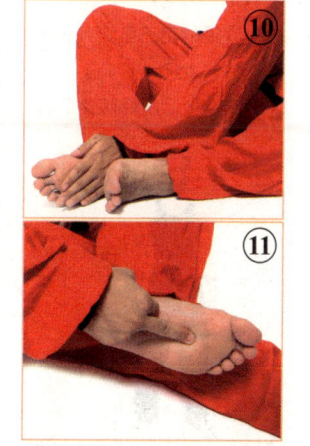

站养生桩

【操作步骤】

1.选个阳光充足、空气流通的场地，有水有树之处最相宜；做动作前应排净大、小便，并把衣扣、腰带松开。早上起来站养生桩朝东最好（可升发人的阳气），晚上则朝西最好（可收敛、藏精气、养阴）；自然呼吸，内外放松，松肩下垂，身躯挺拔，腰脊骨垂成直线；不思考，不费力，想天空虚阔，洗空情缘和尘俗万虑。两脚分开与肩同宽，膝盖部稍弯曲，感觉"咯噔"一下即可。目视前方。膝盖不超过足尖，可使膝盖不受太大的力，把体重放在前脚掌的2/3处，腰略后突，胯微下坐，臀部慢慢地往后靠，如同坐一个高凳，似坐非坐，以保证小腹松圆。站养生桩时，要把重量放在前脚掌的2/3处，想象足跟下各踩着一只蚂蚁，既不能把蚂蚁踩死，也不能让蚂蚁跑掉，体会那种细微的劲儿，脚后跟始终要有点虚悬的感觉，不要真正离开地面。虚悬的目的是为了把足阳明胃经、足太阳膀胱经、足少阳胆经三条阳经的经气调动起来。一个简单的足跟踩蚂蚁，可启动三条阳经上的养生大穴：足少阳胆经的阳陵泉穴，该穴有强筋壮骨之功；足太阳膀胱经的承山穴，可以祛湿升阳，对排除体内湿邪有奇效；足阳明胃经的足三里穴（长寿穴），是全身性的强壮要穴。这一动作可以同时锻炼足六经（图⑫）。

2.双手抬起，曲肘两臂平行，双手回抱，手抱在胸前做一个深呼吸，用鼻

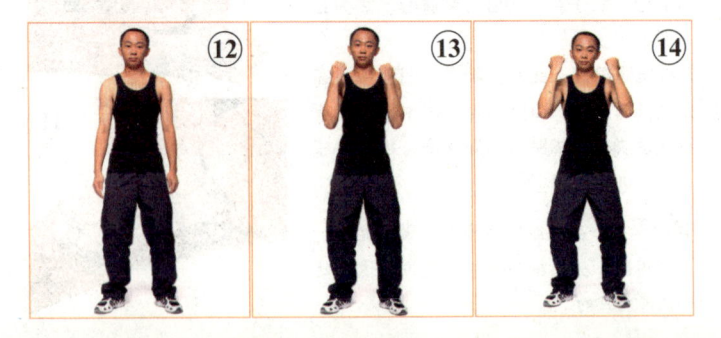

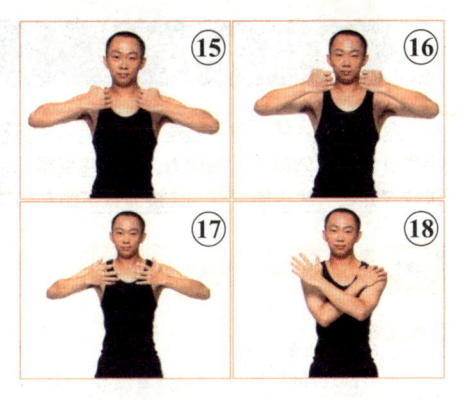

吸气，口微张；想象自己是在公园里散步，观赏着美丽的景色，呼吸着新鲜空气，甚至嗅到松柏树散发出的阵阵香气，这时的思想和肌肉将自然地进入放松状态。要求手掌心内凹，十根手指张开以后，里面的关节往里面夹，外面的关节往外面顶，虎口是圆撑的。腕关节不能僵死，两个肩膀撑开。十根手指之间要如同夹着一根香烟，不能让它掉下来。双手如同抱着一个氢气球，用力轻了这个气球就飞出去了，用力重了这个气球就爆了。用心体会这种松而不懈、紧而不僵的感觉（图⑬）。

3.双手保持原位不动，双肘稍微向外展开，要求双手的位置高不过眉。设想站立在齐胸深的温水中，身体随波晃动，在煦暖的阳光下，舒舒服服地站着（图⑭）。

4.双肘抬到比双手稍低的位置，双手略高于肩。把注意力放在身体上，感受一下身体各部分是否放松了，有紧张感的部位稍稍地调节一下（图⑮）。

5.双肘再稍抬高，但仍略低于双手。等身体放松下来时，用心感受身体与水波之间的阻力（图⑯）。

6.双手十指自然张开，双臂在胸前做抱球状。身体充分放松，气沉于小腹，感受阳光普照感。两脚平铺于地，与肩同宽，全身很随意地放松下来。双手在胸前环抱，臀部慢慢地往后靠，如同坐一个高凳，似坐非坐（图⑰）。

7.站养生桩结束后，可拍打一下双肩，做一些柔和的伸展动作（图⑱）。

保健功效 站养生桩有调节神经机能，调整呼吸，增强血液循环和新陈代谢的作用，因而对神经系统、肌肉系统以及新陈代谢等方面的病症，特别是急性转为慢性的病症，都有良好的疗效。

增强免疫力

免疫力是人体自身的防御机制,是人体识别和消灭外来侵入的任何异物(病毒、细菌等)的能力。现代免疫学认为,免疫力是人体识别和排除"异己"的生理反应,免疫力低下的身体易于被感染或患癌症。

运动唇部

【操作步骤】

做唇部运动时,可先使上嘴唇往右运动、下嘴唇向左运动,再使上嘴唇向左运动、下嘴唇向右运动,每天重复8~10次(图①)。

保健功效 唇部多做运动可以带动人中运动,还可以刺激淋巴、甲状腺,增强身体的免疫力。

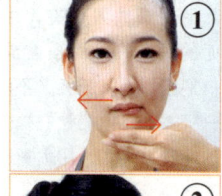

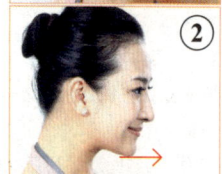

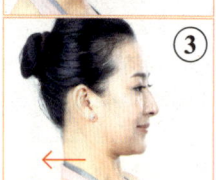

"新疆舞"

【操作步骤】

先向前拉伸脖子,再向后拉伸脖子,也就是做"新疆舞"的动作(图②、图③)。

保健功效 此动作能带动颈部和前胸的经脉,锻炼运动腺体,从而提高免疫力。

散步疗法

【操作步骤】

每天散步30~45分钟,每周坚持5天,12周为1个疗程。

保健功效 促进免疫细胞数目的增加,从而提高身体的免疫力和抵抗力。

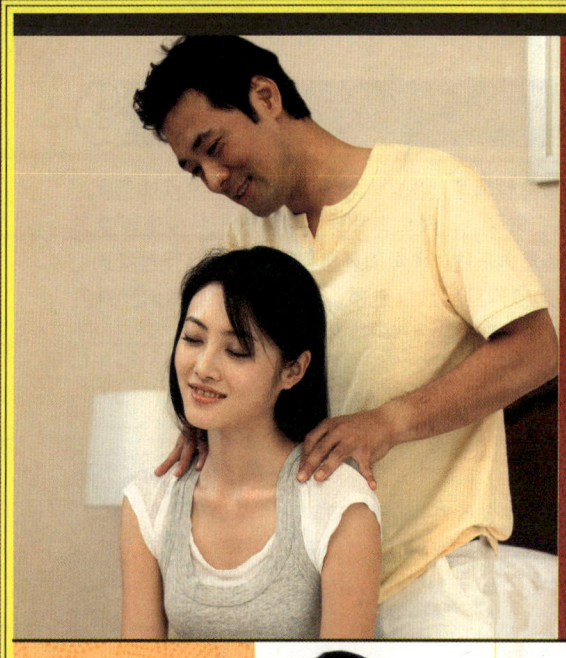

第三章 祛病疗疾的经络小动作

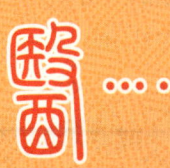

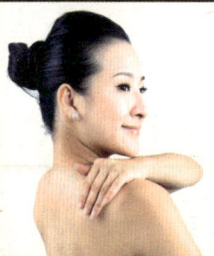

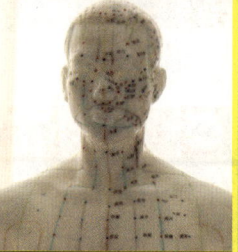

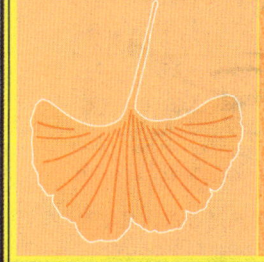

如果我们在日常生活中不注意健康保健，一些小病小痛累积起来就成了真正的疾患。身体在发出求救信号的时候，我们自己完全可以用经络自救。本章我们列举了一些祛病疗疾的经络小动作，它们基本都不受时间、地点、环境的限制，只要你一伸手，一个简单的动作可能就会起到改善效果，让你以阳光心态轻松自如地面对生活。

感冒

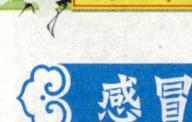

感冒，是一种自愈性疾病，总体上分为普通感冒和流行性感冒。普通感冒，中医称"伤风"，是由多种病毒引起的一种呼吸道常见病，其中30%～50%是由某种血清型的鼻病毒引起的。流行性感冒，是由流感病毒引起的急性呼吸道传染病。病毒存在于患者的呼吸道中，在患者咳嗽、打喷嚏时经飞沫传染给别人。

搓鼻通窍

【操作步骤】

两手掌相对，将双手食指和中指紧贴鼻的两旁，自鼻翼两侧向上按摩到鼻根部，然后再返回鼻翼，反复摩擦数十次，至鼻部产生温热感（图①）。

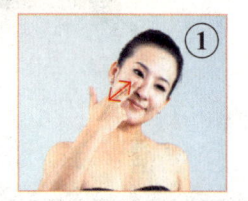

祛病功效 此法能通窍宣肺，防治鼻塞，预防感冒，并改善感冒带来的诸多不适。

逆推手太阴肺经

【操作步骤】

令患者伸展前臂，掌心向上，操作者一手抓住患者的手腕，另一手沿着手太阴肺经自腕横纹起向上直推至肘横纹，如此重复。每侧前臂逆推约50次，至局部皮肤潮红发热为宜。随即令患者食用热粥，盖被捂出汗即可（图②）。

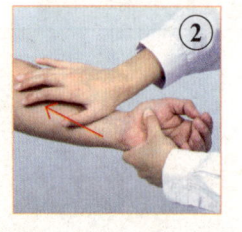

祛病功效 对于感冒初期的患者，用此法治疗一次后，5分钟内，就会全身出汗，身痛顿减，随即热退身凉。较重的

患者可于第二天再依法治疗一次。为避免出汗后受风，临睡前施行此操作最佳。

按揉风府、大椎和肩髃

【操作步骤】

◎**按揉风府**。在将要打喷嚏或打喷嚏后，立即用力按揉风府穴。用食指、中指、无名指从一耳背后方向另一耳背后方擦揉去，用一定的力度来回按揉10次左右（图③）。

◎**按揉大椎、肩髃**。食指、中指、无名指并用，按揉大椎穴至发热即可。与此同时，擦热左右两侧肩髃穴，效果更好。因为在打喷嚏时，肩髃穴往往也有冒寒气的感觉，有些感冒就是由双肩着凉而引起的（图④）。

祛病功效 按揉这三个穴位可以帮助调动人体内的阳气迅速到达它们所在的部位，以抵御外邪的侵袭，驱除了寒气，感冒也就痊愈了。

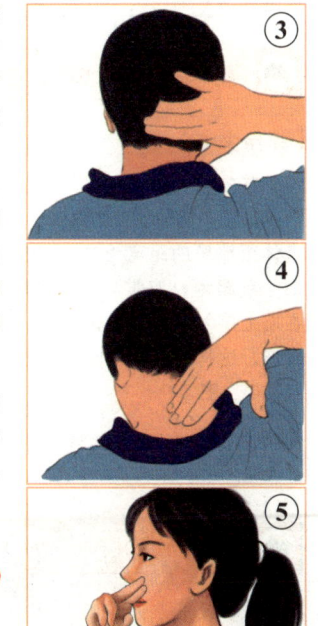

擦人中

【操作步骤】

患者可自行用食指、中指横向来回擦人中穴，至产生热气为宜（图⑤）。

祛病功效 摩擦容易生热，而热气至，则可以帮助调动人体内的阳气迅速到达所擦穴位处，进一步加强阳气（免疫能力）的卫外功能，改善血液循环能力，加快气血流通，感冒自然也就可以治愈了。

哮喘

哮喘，全名是支气管哮喘，是一种慢性反复发作的疾病。其发病多是在遗传的基础上受到过敏、感染、过度劳累等因素而激发起来的。具体表现为胸闷、咳嗽、痰多不易咳出、面白唇紫、心慌、呼吸困难等。

推墙缓解哮喘法

【操作步骤】

首先找一个地面平坦、宽敞的屋子。自然站立在墙壁前面，双脚分开与肩同宽，身体距墙壁的距离为30～40厘米，然后双脚十趾蹬地，双掌与肩平或略偏高于肩按在墙上，之后再用身体前倾之力把双臂慢慢压弯。这样坚持3分钟，同时要意守膻中穴（图①、图②）。

祛病功效 此法能扩张胸部，改善胸闷，缓解哮喘。

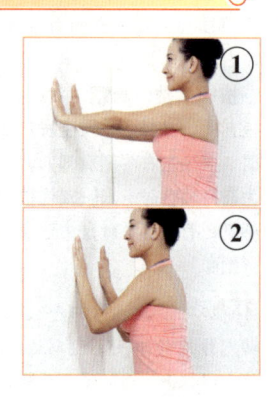

怀中抱日

【操作步骤】

双脚分开与肩同宽，吸气时，身体尽量往后弯，双手向后，掌心向上，头、鼻尽量朝天作抱日状；呼气时，双手掌心向下，如怀中抱日，徐徐下降至腹部。重复1～3次。动作关键是全

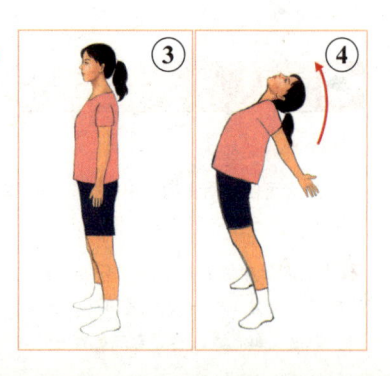

身放松，深呼吸（图③～图⑥）。

祛病功效 通过身体后弯、举臂、双手抱日等动作，可舒展、收缩气管、双肺等呼吸系统内的组织和器官，从而能够增强呼吸系统的功能。同时对任督二脉也是很好的锻炼，任脉总任六阴经，可调节全身阴经经气；督脉总督六阳经，可调节全身阳经经气。可避免气管发生痉挛、肺部气体交换失调，并能使全身的阳气与阴气保持平衡，是哮喘患者的治病良法。

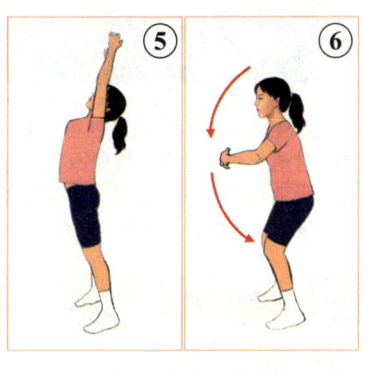

缩唇呼吸法

【操作步骤】

先用鼻子深吸气，再从收成圆筒状的口唇间缓慢呼气。呼吸动作力求柔和、舒适。时间长短可随意，初练时宜短，然后再根据习惯和体力调整呼吸深度和频率，可逐渐增加。

祛病功效 此法能调整呼吸频率，对哮喘有较好疗效。

国医小课堂

老年哮喘的食疗方

◎**杏仁粥**：杏仁10克去皮，研细，水煎，去渣留汁，加粳米50克、冰糖适量，并加水煮粥，每日两次温热食。能宣肺化痰、止咳定喘，为治老年咳喘之良方。

◎**糖水白果**：取白果仁50克，小火炒熟，用刀拍破果皮，去外壳及外衣，清水洗净切成小丁。锅洗净，入清水一碗，投入白果，上旺火，烧沸后转小火焖煮片刻，加白糖50克，烧至滚沸，再加入桂花少许，即可食用。此方可温肺益气、镇咳平喘。

便秘

便秘表现为排便次数明显减少,每2~3天或更长时间一次,无规律,粪质干硬,常伴有排便困难感等病理现象。饮食无规律和熬夜是造成大便秘结的重要原因。便秘时会出现食欲减退、口苦、腹胀、嗳气、发作性下腹痛、排气过多等胃肠不适症状。

双脚前后移

【操作步骤】

端坐在椅子的前沿,双手自然垂于身体两侧,用腰腹力量移动双脚,当向前移动左脚时,右脚相应地向后移动。向前移动右脚时,左脚相应地向后移动。注意双脚要擦着地面移动,最好是踩在搓衣板上,效果会更好(图①、图②)。

祛病功效 常做这两组动作可以增强肠胃的蠕动,有助排便。

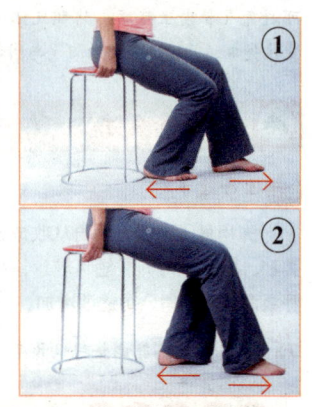

按摩大鱼际

【操作步骤】

按摩右手时,左手拇指掌面压在右手大鱼际处,食指压在合谷穴上,拇指开始按摩大鱼际肌,有轻度压迫感为宜。按摩2分钟后再用相同手法按摩左手大鱼际肌。反复交替按摩,有便意后立即如厕(图③)。

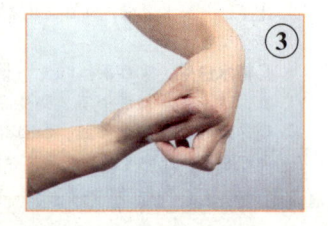

祛病功效 此按摩法能有效改善肠胃的消化、吸收功能，缓解便秘症状。

缓解便秘的实用小动作

【操作步骤】

◎ **手臂翻旋**：令患者取站位，两脚分开与肩同宽，两手外翻使小臂外旋可治便秘；内旋可以治疗晨起腹泻，效果很好（图④、图⑤）。

◎ **温按天枢**：两脚微分与肩同宽，采取站桩姿势站立片刻，两手掌心对擦至有热感，然后将两手掌心放于天枢穴处，摩擦脐两侧天枢穴，以有温热感为宜。稍后如果感到肠蠕动明显，即可去如厕（图⑥、图⑦）。

◎ **圈摩肠腹**：拇指、食指轻轻对捏，两足开立与肩同宽，腿微曲溜臀，用髋部缓慢地画平圆，旋转腰部以调理纵行诸经，使肠腑得到柔和的按摩。旋转过程中有时会出现非常轻微的腹痛，很快就会有便意（图⑧、图⑨）。

祛病功效 此系列动作可以加速肠胃蠕动，行气导滞，润肠导便。

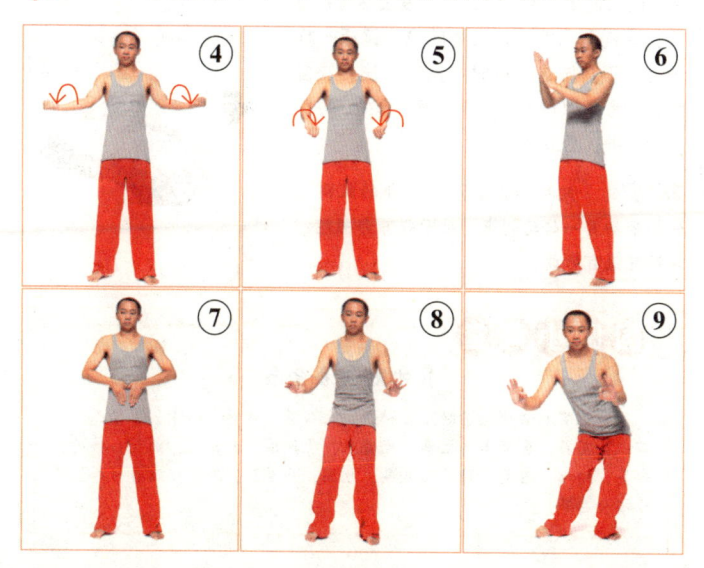

胃痛

胃痛又称胃脘痛，是胃脘近心窝处常产生疼痛的疾患。胃痛是临床上常见的一个症状，多是由急慢性胃炎、胃神经官能症、胃及十二指肠溃疡病引起的。

治胃痛简易操

【操作步骤】

先平躺在床上，身体放松，调整呼吸以达到均匀，随后将双手向头顶的方向伸直并开始吸气，接着将两腿慢慢抬起，直到垂直于上身，然后再将腿慢慢放下至一定高度，同时两个手臂、背部、头慢慢抬起并呼气。这样利用惯性，身体就像跷跷板一样一上一下。做这套操时应先慢后快，快慢结合，最后以慢结束。早、晚各1次，每次1~9分钟（图①、图②）。

祛病功效 此操不仅能活动腹部的肌肉，还能带动胃一起动起来，对增强胃部功能，缓解胃痛有奇效。

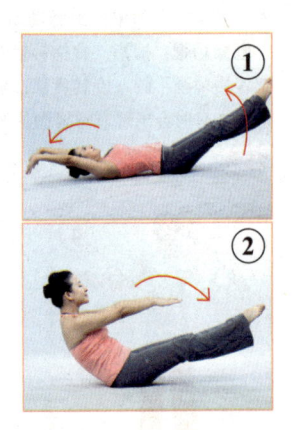

国医小课堂

胃寒者饮食禁忌

寒性胃痛者应忌食绿豆、柿饼、生番茄、竹笋、瓜子、生菜瓜、海带、生莴苣、生萝卜、生藕、生黄瓜、生地瓜、金银花、菊花、薄荷、鸭蛋、蛤蜊、蕹菜、蕺菜、地耳、豆腐、马兰头、冷茶以及各种冷饮、冰镇食品等。

腹胀

腹胀，即腹部胀大或胀满不适。可以是一种主观上的感觉，感到腹部的一部分或全腹部胀满，通常伴随相关的症状，如呕吐、腹泻、嗳气等；也可以是一种客观上的检查所见，发现腹部一部分或全腹部膨隆。

摩腹养生操

【操作步骤】

1. 以食指、中指、无名指按摩剑突下（即心窝部），先左后右，这样顺时针摩21圈（图①）。
2. 三指由剑突下再向下顺时针按摩，边摩边移，至耻骨联合处，往返21次（图②）。
3. 由耻骨联合处向两边分摩而上，边摩边移，至剑突下（图③）。
4. 以脐为中心，用右手掌沿顺时针方向绕摩21圈，再以左手掌沿逆时针方向绕摩21圈（图④）。

这里需要注意的是，摩腹宜在饭前或睡前进行，手法以柔软舒缓、不引起腹痛为宜。体位可采取坐式或仰卧式，应凝神静心、排除杂念。另外，消化道疾病出血（如肿瘤）或炎症期间（如阑尾炎）等，不宜摩腹。

祛病功效 摩腹不仅可以调节胃肠道的蠕动功能，促进排气、排便，而且还可以促进腹部的血液循环及淋巴液循环，帮助腹部排毒，使胃肠保持清洁，从而缓解腹胀症状。

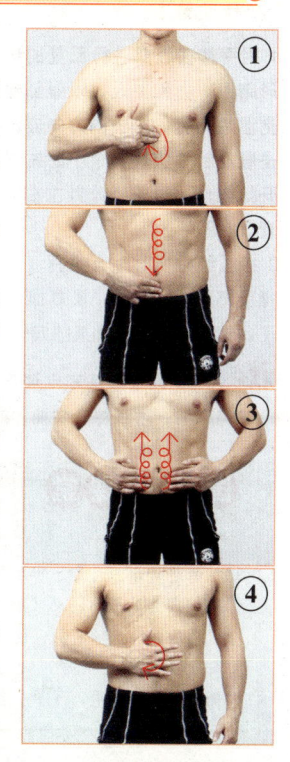

食欲不振

食欲不振是指进食的欲望降低。完全的不思进食则称厌食。一个人如果常在焦虑的心情下紧张地工作和生活，机体的抵抗力会降低，引起胃肠道功能紊乱，这种情况很容易导致食欲不振。

按摩足阳明胃经

【操作步骤】

1.用手掌在腹部进行反复的环形摩擦，力量要轻，以腹部感觉温热为宜，一般的方向应该是顺时针。饭后一个小时左右开始操作，时长15分钟左右为宜（右图）。

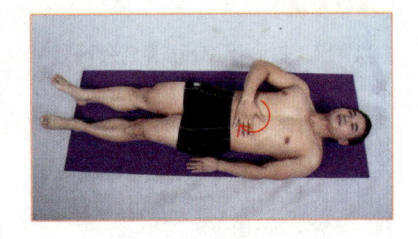

2.在循经按揉时重点推拝、按揉腹部到小腿部分，反复操作，胃经的经气就会疏通，气血自然也就贯通了；然后再重点点揉某些穴位，尤其是足三里穴，各点揉2~3分钟。

祛病功效 此按摩法可以调节胃肠道的蠕动，促进胃肠道的血液循环，消除胃部胀满，增强脾胃功能，改善食欲不振。

国医小课堂

食欲不振食疗方

◎糯稻芽30克，大麦芽30克，水煎服，主治食欲不振、消化不良。
◎核桃肉、黑芝麻、桑叶各30克，捣烂成泥，制成丸子，每次服10克，一日两次，治神经衰弱、健忘、失眠、多梦、食欲不振等症。
◎鲜莲藕100克，洗净，切成薄片，与粳米100克共煮粥，煮熟后加适量白糖调味即可食用，可治年老体虚、食欲不振。

呕吐

呕吐是胃内容物反入食管，经口吐出的一种反射动作。可分为三个阶段，即恶心、干呕和呕吐。呕吐可将咽入胃内的有害物质吐出，是机体的一种防御反射，有一定的保护作用，但大多数并非由此引起，且频繁而剧烈的呕吐可引起脱水、电解质紊乱等并发症。

防晕止吐操

【操作步骤】

1.上身要坐直，不要仰靠在座位的靠垫上，右手拇指用力点按左手前臂的内关穴30秒，用力的大小以有酸胀感为宜；然后沿着左手前臂的正中线向手掌中指推按3次，推的力度以皮肤微微潮红发热为宜（图①）。

2.用右手掐左手虎口（合谷穴）30秒，力度与点按内关穴相同，两手交替进行，如此反复5次（图②）。

祛病功效 晕车的原因是胃气上逆，按压内关及合谷穴可以降逆，对防治晕车十分有效。

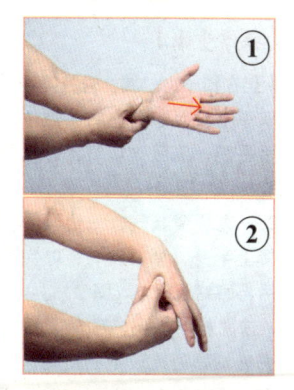

国医小课堂

呕吐食疗方

◎ **绿豆粥**：绿豆适量，大米50克，加适量水，用小火煮成粥，分次温服。适合胃热呕吐者服用。

◎ **干姜粥**：干姜研末，每次1～2克，粳米100克，水煎服，每日早晨起来后空腹食之。用于病程较长的胃寒呕吐。

◎ **茴香粥**：小茴香3～5克，红糖适量。待白米粥煮稠后，调入小茴香至沸腾数次，早晚温服。适合胃寒呕吐者服用。

脂肪肝

脂肪肝是指由各种原因引起的肝细胞内脂肪堆积过多的病变。脂肪肝有多种临床表现，轻度脂肪肝多无临床症状，易被忽视；中重度脂肪肝有类似慢性肝炎的表现，如食欲不振、疲倦乏力、恶心、体重减轻、肝区或右上腹隐痛等症状；重度脂肪肝患者有腹水和下肢水肿、电解质紊乱（如低钠、低钾）等症状。

扭转操

【操作步骤】

1.坐在椅子上，腰、脊柱挺直，双手平举至胸前，右手握住左手手腕，深吸一口气，感觉胸腔扩张（图①）。

2.一边缓缓吐气，一边慢慢扭转上半身，朝左转，待吐完气后再回到正前方（图②）。

3.依同样方式向右扭转，试着去感觉哪边比较不易扭转，若有转起来会感觉酸痛的部分，则是需要加强扭转的部位。

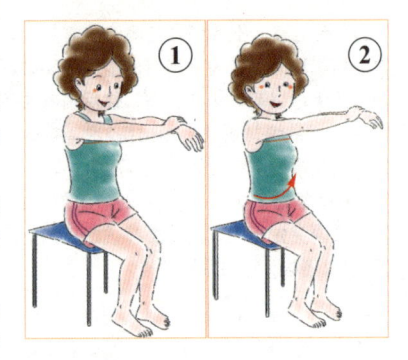

祛病功效 常练习扭转操，能活动内脏，尤其是肝脏，可提升肝脏的功能，同时促进肝脏的血液循环，以消除脂肪肝。

毛巾操

【操作步骤】

1.双脚迈开与肩同宽，双手平举，平握毛巾的两端（距离也同肩宽），慢慢往上举至极限，同时背微微往后仰（图③）。

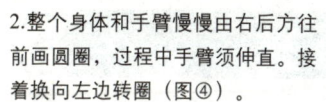

2.整个身体和手臂慢慢由右后方往前画圆圈,过程中手臂须伸直。接着换向左边转圈(图④)。

3.站直后,抓紧毛巾两端,手臂上举打直,往身体正右侧伸展,肩膀不能前倾,停留6秒后,换另一边练习(图⑤)。

4.抓紧毛巾两端往背后绕,左手上举弯曲,右手斜下伸直。然后双手慢慢弯曲于腰部两侧,毛巾也顺势绕过,看起来有点像是披着披肩一样地披毛巾。最后手握着毛巾抵住腰,慢慢往左往右绕一绕,此操可重复操作5～10次(图⑥、图⑦)。

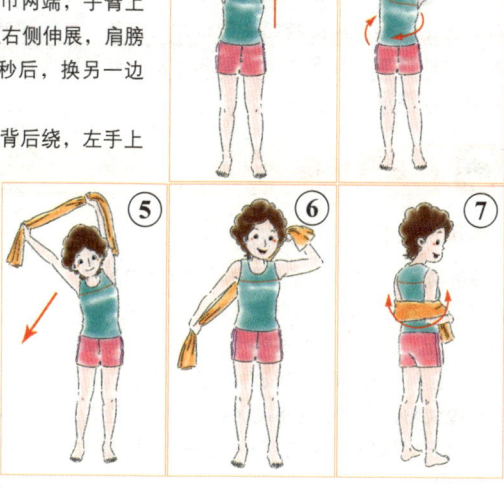

祛病功效 此法可使交感神经兴奋,血浆胰岛素减少,而使儿茶酚胺、胰高血糖素和生长激素分泌增加,抑制甘油三酯的合成,并促进脂肪分解,从而有效防治脂肪肝。

呼吸动肋法

【操作步骤】

把嘴巴闭上,鼻子吸一口气,吸气时前胸一定要用力扩张。当气到肋骨后再由嘴吐出,吐气时,一定要用力收缩前胸。

祛病功效 此法是以有氧代谢为特征的动力性活动,可降脂减肥,对脂肪肝患者促进肝内脂肪消退效果明显。

高血压

高血压是中老年人常见的疾病，根据中医"平肝息风"的理论，对太阳、百会、风池等相关穴位加以按摩，可以调整微血管收缩、缓解小动脉痉挛、疏通气血、调和阴阳，对于高血压病的预防和辅助治疗有明显作用。

降压保健操

【操作步骤】

1.**预备动作**：坐在椅子或沙发上，姿势要自然、端正，正视前方，两臂自然下垂，双手手掌放于大腿上。膝关节屈曲成90度，双脚分开与肩同宽，全身肌肉放松，呼吸均匀（图①）。

2.**按揉太阳**：用双手拇指顺时针或逆时针旋转按揉两侧太阳穴，1周为1拍，反复做32拍即可（图②）。

3.**按摩百会**：百会穴位于头顶正中央，用左手掌或右手掌紧贴百会旋转按揉，1周为1拍，做32拍即可（图③）。

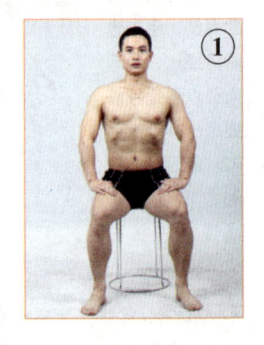

4.**按揉风池**：以双手拇指螺纹面按揉头部两侧风池穴，顺时针或逆时针旋转，1周为1拍，共做32拍（图④）。

5.**摩头清脑**：五指自然分开，用小鱼际从前额向耳后分别按摩，从前至后

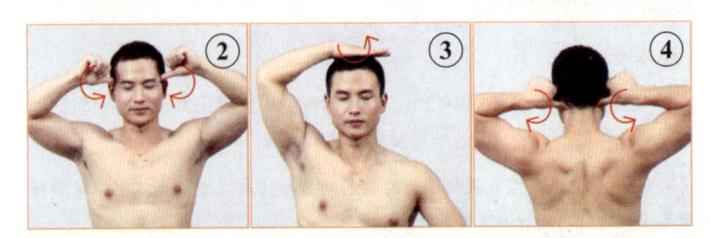

弧线行走1次为1拍，共做32拍（图⑤）。

6.**擦颈降血压**：先用左手大鱼际从上至下擦抹右颈部胸锁乳突肌，再换右手大鱼际擦抹左颈部胸锁乳突肌，1次为1拍，共做32拍（图⑥）。

7.**按揉曲池**：先用右手按揉左手臂肘关节处曲池穴，旋转1周为1拍，做32拍。然后换左手进行同样的操作（图⑦）。

8.**揉内关宽胸**：先用右手大拇指按揉左手内关，然后换左手按揉右手内关，以顺时针方向按揉1周为1拍，每侧各做32拍（图⑧）。

9.**引血下行**：分别用左右手拇指按揉左右小腿足三里穴，旋转1周为1拍，做32拍（图⑨）。

10.**扩胸调气**：两手放松下垂，然后握空拳，屈肘抬起，提肩向后扩胸，最后放松还原（图⑩）。

祛病功效 本套操可疏风解表、舒经活络、平肝熄风、宁神醒脑，在改善微循环系统运作的基础上，促进血液循环畅通，并有效地肃清血管壁上附着的杂质，从而保证血压的稳定，显著地缓解和改善高血压及其并发症，如动脉粥样硬化、冠心病等。

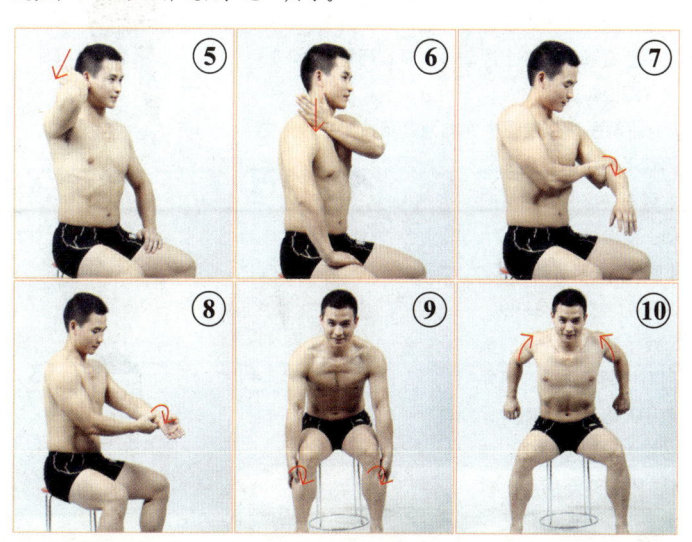

低血压

低血压是指体循环动脉压力低于正常的状态。在临床上，低血压常由高血压引起。目前，低血压的诊断尚无统一标准，一般认为成年人上肢动脉血压低于 90／60 毫米汞柱即为低血压，而心、脑、肾等重要脏器的损害是其临床症状。

升压保健操

【操作步骤】

1.双肩自然伸直，放于身体两侧，双脚自然分开与肩同宽，全身放松。用鼻吸气、嘴呼气，力求呼吸节奏平稳，重复5~6次（图①）。

2.头向右转，右手掌放在左下颌角下方颈部，然后缓缓向下按摩到左侧锁骨上方。头向左转，用左手在右颈部重复上述动作，左右两侧各做2~3次（图②）。

3.先用两手掌从前额中间向两鬓角按摩30秒，再用双手的中指各自在左右鬓角按摩6~8次（图③、图④）。

4.回到预备姿势做3~4次深呼吸，然后休息30秒。

5.双手除拇指外的四指用力按颧骨上方、眼外角后凹陷处的太阳穴，按揉力度逐渐减轻，持续6秒后停顿10秒，重复3~4次（图⑤）。

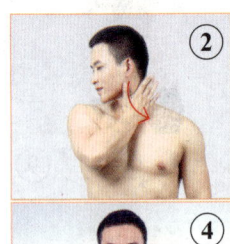

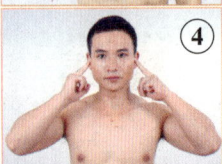

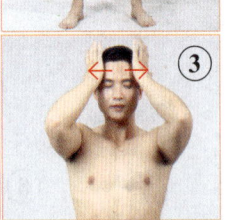

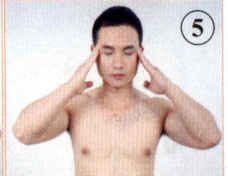

6.轻闭双眼,用手指从鼻梁根部经过上眼睑慢慢按摩到眼角外,重复4~5次(图⑥)。

7.取站姿,吸气,两手掌用力按压胸廓下部(两肋),同时缓缓从半闭的嘴中呼气。重复4~5次(图⑦)。

8.站立,先吸气,然后在缓缓呼气的同时,用力轮流屈曲两腿膝关节,使膝部靠近胸部。重复4~5次(图⑧、图⑨)。

9.下颌贴近胸部,先做两次呼吸,第三次呼气时头向右转,再次呼吸时头向右做圆周式运动。然后头转向左侧,在对侧反向做同样运动(图⑩)。

10.弯腰,双手试触脚趾,然后起身。弯腰时呼气,起身时吸气。要求呼吸缓慢而均匀平稳。重复3次。

11.吸气,上体尽力向前屈曲使双手指触到自己的脚,然后呼气平躺下。重复4~5次(图⑪)。

祛病功效 此操通过促进全身气血循环,可以有效缓解因低血压而造成的晕眩、晕厥,甚至精神萎靡、疲乏无力等症状。

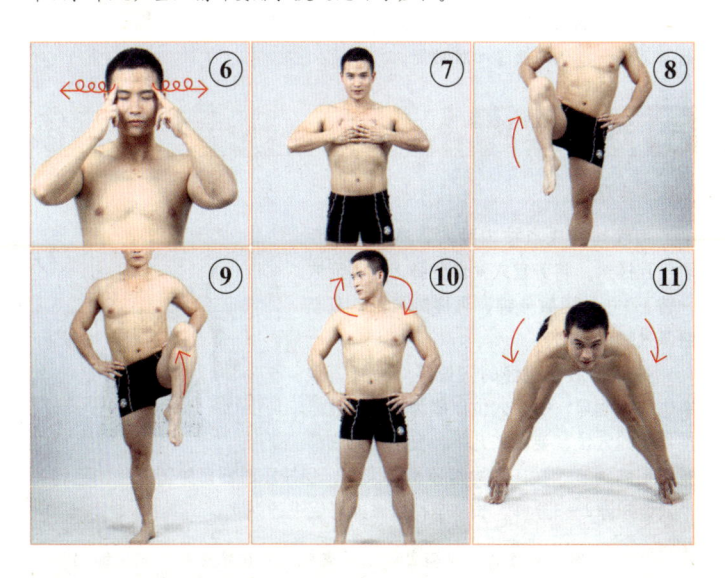

心脏病

心脏病是各类心脏疾病的总称，主要包括先天性心脏病、高血压性心脏病、风湿性心脏病、冠心病、心肌炎等各种心脏疾病。心脏病患者除接受传统治疗外，更重要的是养成健康的生活方式、合理地饮食、适度地运动。

用嘴吐气法

【操作步骤】

先用鼻子缓缓地吸入一小口气；然后用一手拇指和食指捏住鼻子，用嘴缓缓地向外吐气，以争取吐出的气更多（图①）。

祛病功效 此法可以排除体内废气，使气血流通舒畅，从而改善心脏功能。

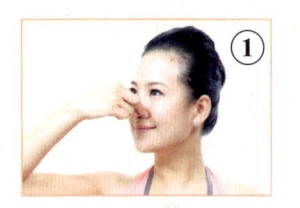

按摩心包经

【操作步骤】

每晚睡前先点按内关穴，然后把两手掌相互搓热，将劳宫穴对准任脉上的关元穴（脐下3寸）捂数分钟，再搓热再捂，直至慢慢入睡（图②）。

另外，沿心包经的穴位逐个按揉，效果也非常明显。每个穴位以痛为基准，凡是按到痛的穴位就要多按几下，直至按到它感觉到不痛为宜，按压的力度不需要太大，但按压时要多停留几秒，平均每个穴位按摩2~3分钟。长期坚持按摩即可促进睡眠。

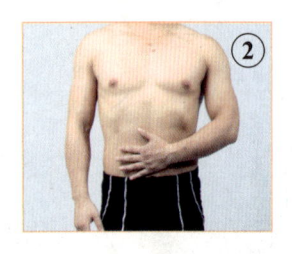

祛病功效 内关和劳宫穴是心包经上的要穴，常按摩这两个穴位能起到宁

心安神的作用,有效帮助梳理心经和心包经,以改善心脏功能。

心脏点穴保健

【操作步骤】

日常心脏保健的要穴是中冲(图③)、内关(图④)、神门(图⑤)和太溪穴(图⑥)。前三个穴位属心包经和心经,太溪穴属于肾经,配合使用可起到沟通心肾的作用,加强心肾的功能。在按压手法上,心率过慢的手法宜快些,心率过速的手法宜慢些。一般每分钟按压60~80次,每日早、晚各1次,每次每穴按压3~5分钟,如平时有不适,应立即进行心脏点穴保健。

急救时取穴应连续用重刺激手法,特别是在预感发病时,迅速自我按压中冲、极泉穴(图⑦),多能预防发作。按压的时间以症状消失为宜。至阳穴(图⑧)则可背靠硬物顶压。只要熟习,急时也可指示旁人帮助。

祛病功效 按摩这几个穴位可以缓解心率过速、加强心肾之间的沟通,从而缓解心脏疾病。

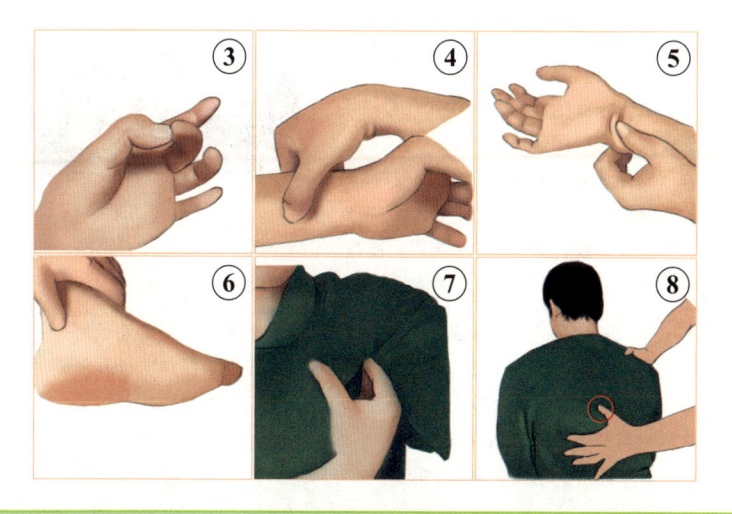

中风

中风，也就是急性脑血管病，因其发病大多数比较急骤，故又称"脑血管意外"，还常叫作"脑卒中"。凡因脑血管阻塞或破裂引起的脑血液循环障碍和脑组织功能或结构损害的疾病都可以称为中风。

按摩阳明经

【操作步骤】

按摩路线以循阳明经为主，取手足阳明经穴位配合其他经脉之穴，常用穴位有百会、头维、太阳、上关、下关、风池、肩髃、曲池、梁丘穴等，常用手法有推、揉、拿、点、按揉、按压、擦等（图①）。

患者可自己进行按摩。取仰卧位，健侧掌推患侧上肢5～7次，揉2分钟，捏拿三角肌，点揉肩髃穴，按压、拿揉手臂肌肉，点揉曲池、尺泽穴，揉按手三里穴，同时配合上肢外展、内收和肘关节屈伸活动，再拿揉合谷穴，按揉内关、外关穴，点揉孔最穴，配合腕关节及多指关节被动屈伸活动；再推下肢数次，拿揉足三阳经，拍打下肢，叩击足三里、伏兔、阴市穴。此体位共操作15～20分钟（图②）。

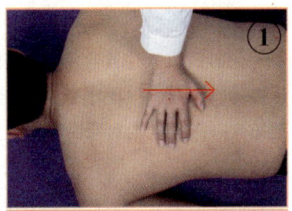

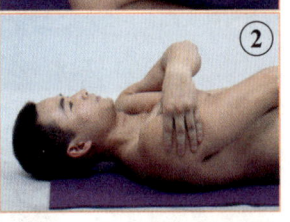

祛病功效 本法先顺经推至肌肉放松、精神紧张缓解，起到消痈散结、通经活络、消肿止痛的作用；通过揉搓经络路线，可疏通经络、活血化瘀、调节气血；通过捏拿经络，可使僵硬的组织软化、麻木组织恢复知觉，消除肌肉酸胀痉挛；通过循经按压，可达到活血止痛、调节神经、宁心安神、镇静止痛、开通闭塞、矫正畸形之目的。

头痛

头痛可以分为多种类型，其中以偏头痛与紧张性头痛最为常见。偏头痛主要是因为头部的血管扩张，刺激到周围的神经所引起的；而紧张性头痛主要是头部血液循环不畅造成的。

按摩天牖穴

【操作步骤】

用拇指指端对准一侧的天牖穴用力推按数次，再换另一侧推按。若压痛点消失，表明成功，若压痛点仍在，可再施针刺1次，或者在手太阳小肠经的天容穴和阿是穴辅以针刺也可奏效。隔日1次，1~3次即可痊愈（图①）。

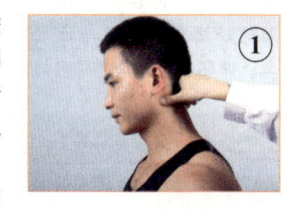

如果按压时感到天牖穴有些发硬，说明通往头部的血液循环不太好。当把天牖穴压得有些发软时，大脑就会感到轻松舒展。按压时逐渐用力，可由轻到重，按压约5秒后迅速松开手指，约3秒后再压下，反复做10~15次。

祛病功效 按摩天牖穴可以清头聪耳、通窍散瘀、爽神健脑，对于治疗颈源性头痛尤其有效。

颈部按摩操

【操作步骤】

1.**准备**：静坐，轻闭口目，头部稍向前倾（图②）。

2.**按大椎**：右手掌五指拢置于后颈，大鱼际紧贴大椎穴位置，顺时针方向旋转用力按摩25次；然后换用左手逆时针方向按摩25次，顺逆两方向交替按摩2~3遍（图③）。

3.**按左右两侧颈部肌肉**：左手五指合拢，从颈后至右侧颈部肌肉处按摩

67

20～30次，然后换右手按摩左侧颈肌20～30次（图④）。

4.推揉颈肌：用双手掌根从颈椎处按摩至后颈同侧颈肌的位置，用两手拇指和鱼际着力，一上一下，反复按摩30～50次（图⑤）。

祛病功效 此法可有效疏通经络，促进颈部的血液循环，增强颈部肌肉的力量，从而有效改善头痛症状。

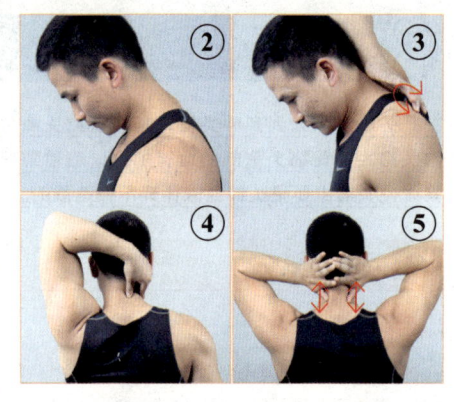

轻揉太阳穴

【操作步骤】

以拇指和食指在颈后部斜方肌上方的天柱穴处做拿捏动作，来回拿动各5～10次，每日早、晚各1次，力度应以被按摩者的可承受力或耐受力为度。

祛病功效 此小动作可以让紧绷的头部稍微活动一下，从而有效缓解紧张性头痛。另外，本法对高血压及颈椎疼痛引起的头痛也具有较好的缓解作用。

国医小课堂

缓解头痛美容操

下面介绍5种脸部美容操，它可以帮助你松弛肌肉、缓解头痛：

◎**扬眉**：同时将两边的眉毛抬起，再放下。
◎**眯眼**：快速地眨上双眼，再放松；接着，用力眯右眼，放松；接着，眯左眼，放松。
◎**张嘴**：慢慢地将嘴巴张到最大，再慢慢闭上。
◎**皱鼻**：用力将鼻子向上挤，像闻到恶臭一样。
◎**扮鬼脸**：随兴地做鬼脸，像小时候一样。

抑郁症

中医认为，抑郁属"郁证"范畴。脑为元神之府，神为脑所主。当脑（神）受到某种刺激时，便会出现认知、情感和意志行为方面的异常表现，而抑郁与肝郁气滞、气血失调等造成脑（神）的生理功能失衡有关。

按摩穴位法

【操作步骤】

1. 取坐位或仰卧位，把两手掌心分别置于头颞部两侧，用力按揉数分钟（图①）。
2. 用一手拇指或食指稍用力按揉前顶、百会、后顶穴数分钟（图②）。
3. 把两手四指弯曲叩打前额发际，向上后方沿头顶至后发际数分钟。
4. 点按或点揉内关、三阴交（图③）、足三里、太冲、神门（图④）、关元等穴位，每次各穴按摩20～30分钟。

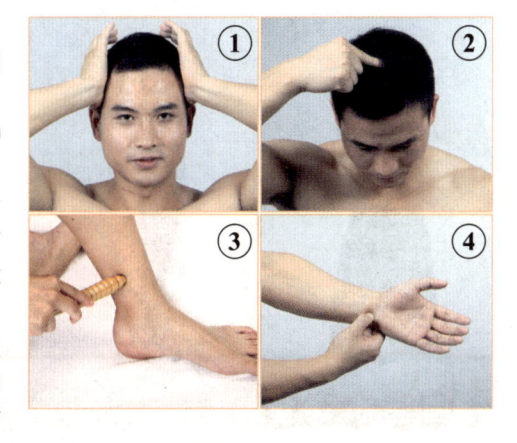

祛病功效 通过揉擦头部及其相关穴位，可刺激头皮的神经末梢和穴位，并通过神经和经络的传导作用于大脑皮层，从而调节经络系统和神经系统的功能，松弛头颈部神经的紧张状态，解除头颈部肌肉痉挛等。同时按摩头部还可以有效地改善大脑的血液、氧供给，使头部保持清爽，缓解大脑

疲劳，使人精神奕奕，心情愉悦。

心神养生法

【操作步骤】

在精神紧张或身心疲劳的时候，可以到户外伸展四肢，活动身体各个关节；然后静坐，闭目养神，深呼吸几次，使自己思绪冷静，精神内守，心平气和（图⑤~图⑦）。

祛病功效 此法能调心养神守精，心静神安，精气逐渐充盛，形体健壮，真气内生，邪不可侵。

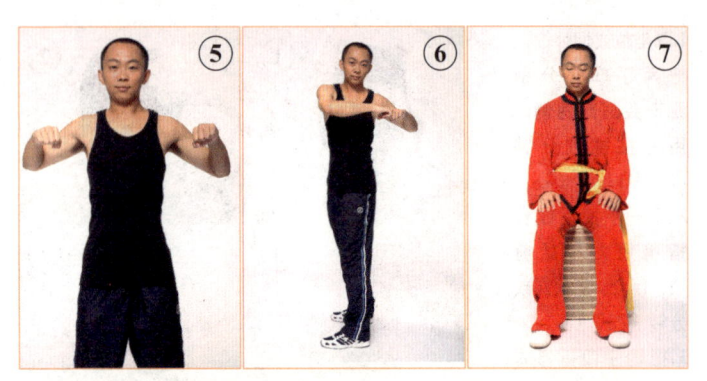

国医小课堂

抑郁症的自我测试法

◎兴趣丧失，没有愉快感。
◎精力减退，常有无缘无故的疲乏感。
◎反应变慢，或者情绪容易激动、亢奋，也容易被激怒。
◎自我评价过低，时常自责或有内疚感。
◎联想困难或自觉思考能力下降，对一些日常生活小事也难以决断。
◎食欲降低或体重明显减轻。

失眠

失眠又称为保持睡眠障碍，是以经常不能获得正常睡眠为特征的一种病症。根据失眠的时间以及程度，失眠主要可以分为三种类型：整夜失眠型、睡眠中断难以再次入眠型以及夜间频繁睡眠中断型。

盘腿扭转法

【操作步骤】

1. 双腿向前伸直，弯曲右膝，将右腿放于左大腿上，然后双手将左脚搬于右大腿上，双手自然放于双膝上。背部要挺直，胸部也应自然挺起，目视前方（图①）。
2. 然后将右手放于左膝盖上，上身保持挺立，身体向左扭转，做深呼吸运动（图②）。
3. 左手放于右膝盖上，上身保持挺立，身体向右扭转，也做深呼吸运动。反复做4次（图③）。

祛病功效 此动作有助于缓和紧张的神经，安抚情绪，促进睡眠。

弯指运动法

【操作步骤】

双手五指分开，弯曲手指的最末两节，如同鸡爪般，反复进行（图④）。

祛病功效 此动作可有效舒缓紧张的情绪，有助于入眠。

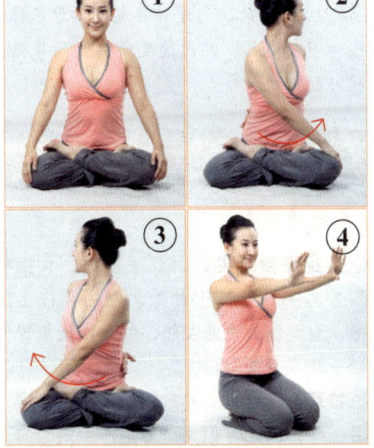

耳鸣

耳鸣是指在并无外界刺激时耳内产生声音鸣响的感觉,是一种自觉症状,常常被看作是耳聋的先兆之一。通常情况下,老年人的发病概率比年轻人高。如果耳鸣是由于耳部病变引起的,则同时伴有头晕、目眩等症状。

掩耳鸣鼓

【操作步骤】

双手掌心紧按两耳孔,用食指、中指、无名指轻拍后枕部10~20次。保持姿势,手指紧按后枕部不动,以掌心掩按耳孔,再突然抬离,这样接连开闭放响10~20次。最后用两中指或食指插入耳孔内旋转,再突然拔开,共做3~5次(图①)。

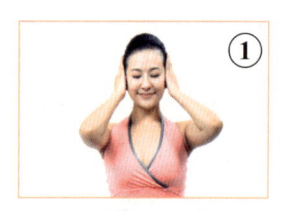

祛病功效 此法通过对耳部的按摩来锻炼听觉,清醒头脑,增进记忆,对因学习、写作、思虑过度所引起的耳鸣、记忆力减退、大脑疲劳等症具有较好的疗效。

耳部按摩操

【操作步骤】

◎揉捏提揪耳尖:用双手拇指、食指相对捏耳尖,先揉捏此处,然后再往上提揪,直至该处充血发热,此动作反复操作15~20次(图②)。

◎拉耳垂:耳垂处的穴位与头、额、眼、舌、牙、面颊等相关,可用两手同时向下

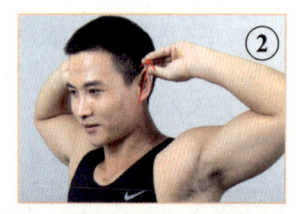

拉左右耳垂（图③）。

◎**按摩耳垂**：用左右手的拇指、食指同时对捏按摩耳垂，先将耳垂揉捏、搓热；然后再向下拉耳垂15～20次，使之发热、发烫（图④）。

◎**推擦耳后**：将两手中指、食指分别置于两耳前后，沿翳风、瘈脉、颅息穴上下来回各推擦20～30次，至相关部位皮肤发热为宜（图⑤）。

◎**插耳孔**：两手食指或中指插入耳孔，旋转几下后突然拔出，共做3～5次。然后按摩翳明、翳风穴。翳明穴在翳风穴向脑后约1寸处。两穴按摩方法相同，用中指按在穴位上，先向前旋转按摩10圈，再向相反的方向旋转按摩10圈，先按摩哪个穴位均可（图⑥）。

祛病功效 此操能有效改善耳部的经络气血循环，缓解因睡眠不佳、肝胆过于劳累所导致的耳鸣、晕眩等症状。

指压听宫穴

【**操作步骤**】

用指按压听宫穴，在瞬间吐尽空气的同时，应用双手食指指腹强压。每秒按压1次，如此重复按压10~20次。伴随指压，如果张口喊"啊"，若致眼、鼻振动的话，效果会更佳（图⑦）。

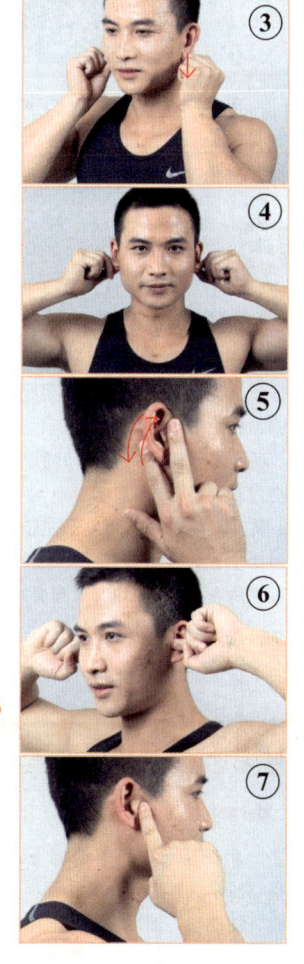

祛病功效 此法能够使气血充足、通畅，加快耳内血液循环，缓解因耳鸣及其引起的眩晕、呕吐等现象。

关节炎

关节炎是一种常见的慢性疾病，可以分为一百多种类型，其中最常见的是骨关节炎，主要症状为关节疼痛、僵硬及肿大。除了骨关节炎，其他常见的关节炎还包括类风湿性关节炎和纤维肌痛关节炎等。

膝部运动

【操作步骤】

1. 取站姿，右手放于大腿外侧，沿足三阳经往下推至足面，再沿足三阴经返回至大腿根部，往返各6次（图①）。
2. 双手掌心在膝关节的阳陵泉及足三里穴叩击，双侧各叩击6次。
3. 取坐位，先将右脚放于左腿膝盖上，用右手搓脚面，左手搓脚心，搓9次；然后再反过来用右手搓左脚9次（图②）。

祛病功效 此法能够活动膝关节，调节膝关节周围的经络，治疗关节炎。

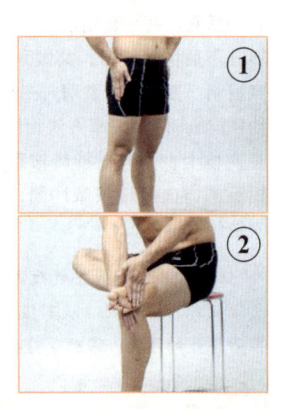

提腰运动

【操作步骤】

坐在椅子上，掌心向下，双手自然放于膝盖上。先将腰部尽力向内缩（图③），然后慢慢地向上提拉，以与大腿呈90度为宜（图④）。

祛病功效 此运动可使僵硬的关节肌肉得到放松，起到消肿止痛的作用。

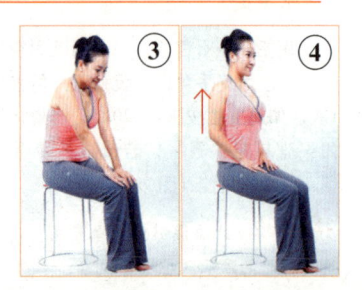

颈椎病

颈椎病主要是由于颈椎长期劳损、骨质增生或椎间盘脱出、韧带增厚而导致颈椎脊髓、神经根或椎动脉受压,从而出现的一系列功能性障碍的临床综合征。发病以中老年人居多,并逐步呈现年轻化趋势。

颈部操

【操作步骤】

1.双手十指交叉,肘关节屈曲外展,似展翅状,以掌背上抵下颌,双肘尽力上翘,目视前方,持续1分钟(图①)。

2.两手叉腰,头颈向左侧(或右侧)缓缓转到尽处,同时吸气,略停,目视左(或右)肩,缓缓返回原处,同时呼气。左右反复6次(图②、图③)。

3.两手反握手背,引颈长伸,做点头动作。前点后收,带动腰椎。前点时后坐,两手用力后撑,同时呼气。后收时起身,放松,吸气。前点后收为1次,共做6次(图④、图⑤)。

4.两手交叉,掌心抱后颈部,向前用力;同时颈枕部向后用力,与之形成对抗。动作宜缓慢柔和,抱时吸气,放松时呼

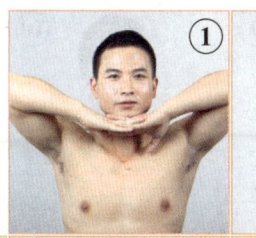

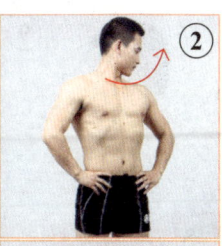

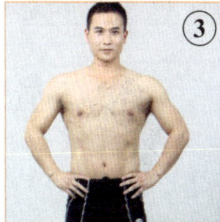

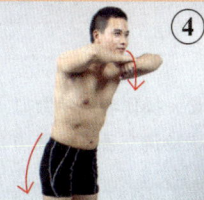

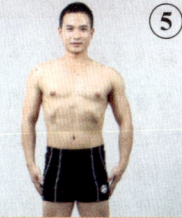

气。共做2次（图⑥）。

5.将两手摩擦生热，左手按在后颈的右上方，稍着力向左按至左颈外侧斜角肌，吸气；再用右手从反方向以同样的方式操作，呼气。至颈部灼热为佳（图⑦）。

6.用右手掌拍打左肩部，使拇指根部拍在颈部，同时左手掌拍打腰部，呼气。然后两臂自然摆回，左手掌拍打右肩部，拇指根部拍在颈部，右手掌拍打背部，呼气。拍打时头部同向转动，目视肩部，一左一右为1次，共做6次（图⑧、图⑨）。

7.取直立位，双手微握拳，双肘关节微曲，吸气时双肘用力向外分开扩胸；呼气时双肘内收，双拳于胸前交叉，合至最小。反复6次（图⑩、图⑪）。

祛病功效 此操主要是练习颈部的伸压与旋转功能，从而有效预防颈椎病。

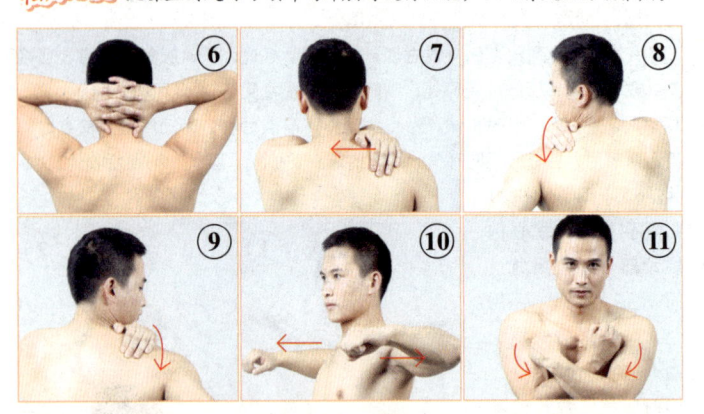

手劈天柱

【操作步骤】

1.患者取坐位，将肌肉放松。操作者一手做刀状在患者左右两侧的天柱穴轮流交替地强劈10下（图⑫）。

2.操作者用一手食指指端按压天柱穴，按压

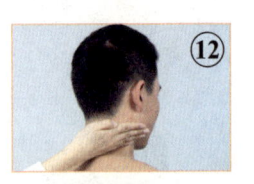

时，一面缓缓吐气一面揉6秒，如此反复10次。

祛病功效 此方法主要刺激肩颈部，促进其血液循环，从而积极地改善颈椎疼痛症状。

双手托天操

【操作步骤】

1. **随吸气**：左脚向左迈开，与肩同宽，同时两臂外旋，弧形上摆至胸前，与肩同宽，掌心朝上（图⑬）。
2. **随呼气**：两臂内旋外分后迅速下落，继而双臂外旋内收交叉于腹前，掌心朝上（图⑭）。
3. **随吸气**：两臂胸前翻掌上撑，脚跟跷起，同时抬头向上看，稍微停留片刻继而向前看（图⑮）。
4. **随呼气**：两臂分别从两侧翻掌落于体侧（同时脚跟下落），左脚向右脚并拢，眼向前看（图⑯）。

祛病功效 这套动作可以起到疏通三焦经的作用，同时，牵拉双臂、腰肢和躯干，有利于打通气血，改善全身的血液循环，促进肩颈部的气血供应，从而有效治疗和改善颈椎病。

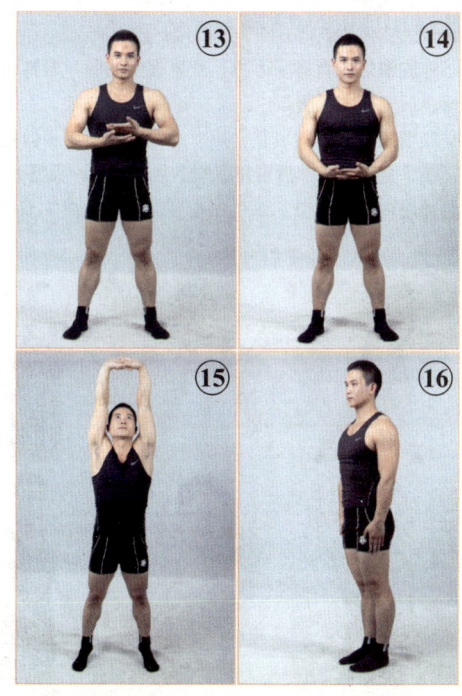

肩周炎

肩周炎是肩关节周围炎症的简称,因多发于50岁前后,又称"五十肩"。此病以肩部疼痛和功能性障碍为主要症状,是一种肩关节囊与关节周围软组织的慢性退行性病变。女性患者多于男性。

按摩肩穴法

【操作步骤】

◎**环转肩关节**:弯腰伸臂,做肩关节环转运动,动作由小到大,由慢到快,两侧交替进行(图①、图②)。

◎**外旋锻炼**:背靠墙而立,双手握拳屈肘,两臂外旋,尽量使拳背碰到墙壁,反复数次(图③)。

◎**爬墙摸高**:面对墙壁,用双手或单手沿墙壁做缓慢向上"爬动"状,使上肢尽量高举,然后再缓缓向下回到原处,反复数次(图④)。

◎**外展内收肩关节**:双手在颈后部交叉,肩关节尽量外展及内收,反复数

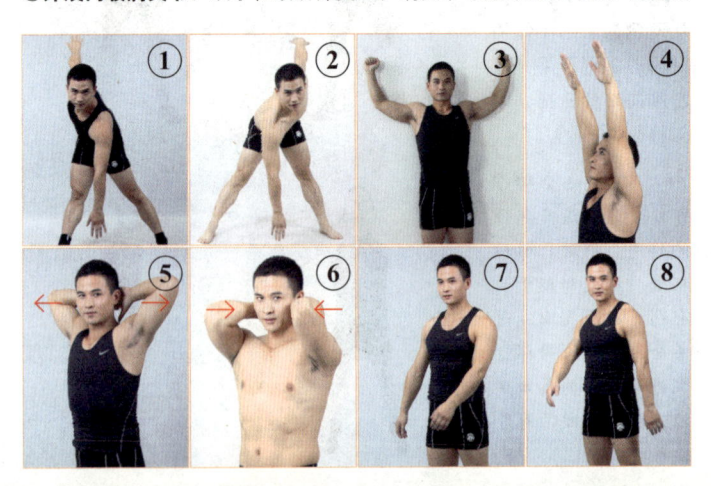

次（上页图⑤、图⑥）。

◎**甩手锻炼**：患者取站立位，做肩关节前屈、后伸及内收、外展运动，动作幅度由小到大，反复进行数次即可（上页图⑦、图⑧）。

祛病功效 此法可对肩穴起到一定的按摩疗效，从而改善血液循环，减轻肌肉痉挛，松解关节粘连，达到缓解肩周炎疼痛、恢复肩关节功能的目的。

单臂上举

【操作步骤】

取坐姿，上身挺直，先将左手臂单臂上举，掌心向上，然后手臂做旋转运动，先顺时针旋转1分钟，再逆时针旋转1分钟，回到原位。换右手臂进行相同的运动，反复操作（图⑨）。

祛病功效 此法不仅能舒通经络，延缓衰老，而且对防治肩周炎、上肢肌肉萎缩、软弱无力或疼痛、痉挛等有显著的效果。

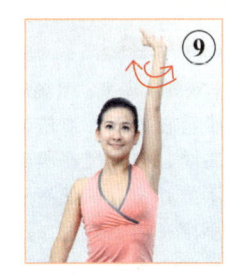

划船和水中捞月

◎**划船**：取坐姿，上身挺直，双肘抬高与嘴部齐平，双臂外展，屈肘做划船运动，反复操作20次（图⑩）。

◎**水中捞月**：取坐姿，上身挺直，右手自然放于膝盖上，左臂向左下方伸出，与地面成45度角，旋转手臂，好似从水中向外捞月一般，持续1分钟。换右臂进行，反复操作10次（图⑪）。

祛病功效 经常做这些小动作，可以放松肌肉，缓解痉挛，预防和缓解肩周不适。

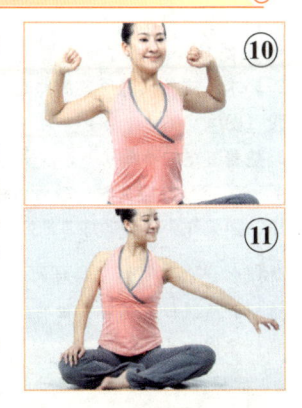

骨质疏松

骨质疏松是一种中老年常见疾病,是指骨密度进行性下降,从而使骨骼变得脆弱,容易发生骨折。年轻时通常没有明显的症状,随着年龄的增长,病发率呈上升趋势。

一天抖三抖

【操作步骤】

1. 双脚平肩宽,手腕放松摆在前面:血压偏高者,双手摆在腹部下方;血压偏低者双手摆在肩上方;血压正常者双手摆在胸部前方(图①)。

2. 双脚跟慢慢提起离地,越高越好,以大脚趾用力支持身体,然后慢慢地放下脚跟。做3～5次适应性训练后,脚跟逐渐用力向下压,力度以自己的身体能承受为度(图②)。

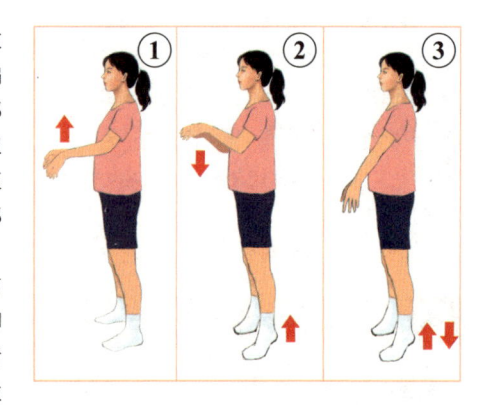

3. 随着脚跟的不断向下,双手也要不断地放松,上下抖动(图③)。

4. 一般空闲或疲劳时,就可以随时抖动3～5次,往往能使精神马上为之一振。如果作为一种锻炼,最好早上起来和晚上睡觉之前做。

祛病功效 一天抖三抖对人的骨节刺激量比较大,能够调节骨密度,非常适宜骨质疏松者练习,但要注意循序渐进,以自我适宜的强度为宜,不可强行操作,见好便收。

腰酸背痛

腰酸背痛是一种在中老年人中较常见的疾病，主要是由于脊背的骨骼、韧带、肌肉以及关节出现问题而引起的，如肌肉扭伤、韧带拉伤或椎间盘突出等。另外，坐姿以及站姿不对、劳累、遇冷等也会导致腰酸背痛。

展脊提神操

【操作步骤】

1.直腰端坐，感觉身体重心垂直投向两块坐骨之间的中点（图①）。

2.以头部带动整个动作。先垂头至最低，感到颈椎舒展。注意以颈骨成弧线为好，不可垂头太过而使颈骨成直角（图②）。

3.头垂到最低位置，慢慢弯胸，感觉胸骨及胸椎以上部位尽情地舒展开来。注意腰骶部（腰部以下尾骨以上的部位）仍然要与地面保持垂直状态（图③）。

4.弯曲胸椎至最低，感受腰椎及以上部位的舒展。注意腰骶部仍然要与地面保持垂直状态（图④）。

5.到达弯曲腰椎的最低点，然后旋动髋关节，使上身向前，感觉整条脊骨

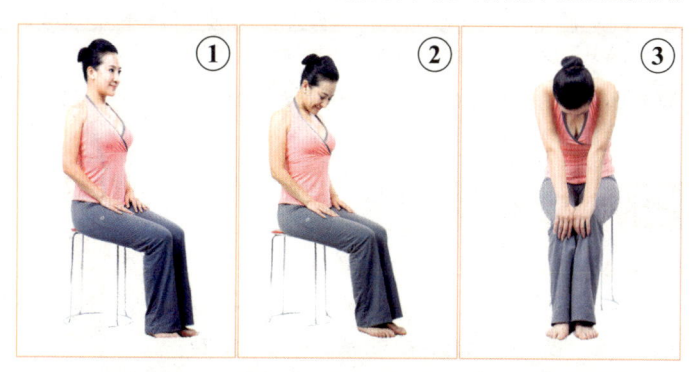

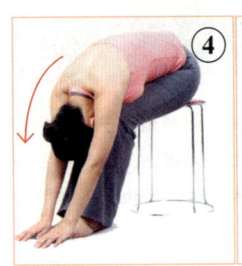

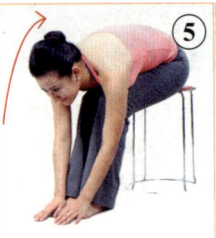

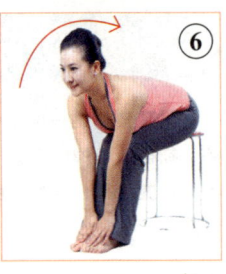

舒展伸长。

6.上身向前到尽头,然后抬头至颈骨成弧,不必抬头太过(图⑤)。

7.抬头到最高,然后挺胸;挺胸到极限为止,然后直腰,恢复到端坐姿势。这是一个循环动作,可根据个人情况做多个循环(图⑥)。

祛病功效 本操中的许多动作都有助于保持脊骨的柔韧、弹性和松弛,增加脊骨的运动范围,加大中枢神经系统和脑部的沟通。此操基本可以轻松缓解脊柱和颈椎劳损,减缓腰酸背痛的程度。

隔墙看戏

【操作步骤】

首先身体直立,双脚并拢后将脚后跟提起,跐起脚尖,立起脚后跟,躯干拉直,脖子伸长,下巴往上抬。同时头向上抬起,两眼平视,整体呈"隔墙看戏"状。每个动作坚持10~30秒,每次3~5分钟(图⑦)。

祛病功效 这节操可自我牵引,有助于拉直脊柱、伸展背部,缓解腰背不适。

十点十分操

【操作步骤】

身体直立,双脚并拢,双臂侧平举如钟"九点一刻"状,随后将双臂向斜上方举约5个刻度,即

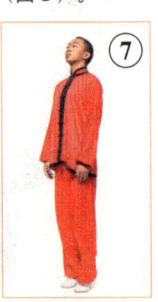

如钟"十点十分"状，反复多次；每当手臂上来下去的时候，可摸一下自己颈部的肌肉，每个动作10～30秒，每次做50～100次（图⑧、图⑨）。

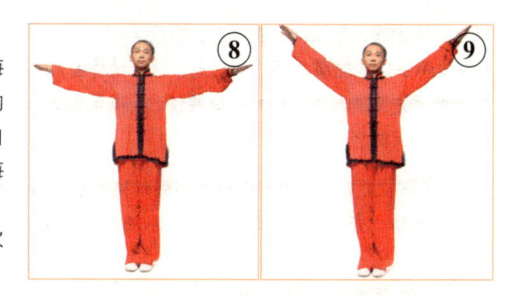

祛病功效 常做此操，支撑腰背部的肌肉能得到有效的锻炼。

头手对抗

【操作步骤】

挺身站立，将双手交叉置于脑后，保持双眼平视前方。然后双手向前用力，同时头向后方用力，坚持一会儿后放松一下，反复多次（图⑩）。

祛病功效 此操一方面可提高腰部后肌肉的力量，另一方面能促进腰部的血液循环，对腰部有非常好的保健作用。

旱地划船

【操作步骤】

1.身体直立，双脚分开与肩同宽，双臂向前平举，手半握拳，上体向前

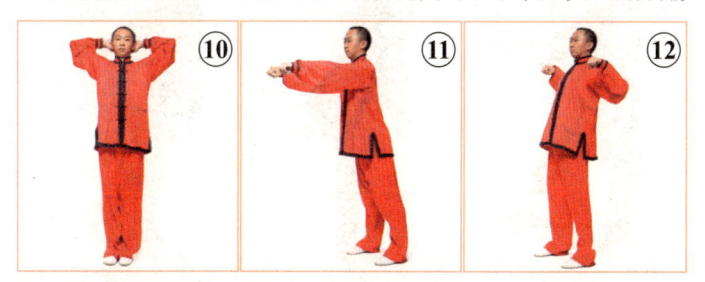

| 83 |

倾，挺胸塌腰，抬头向前看（上页图⑪）。

2.假设两手握住船桨，两手向后划。这个动作看似简单，但真正的技术要领是在两手划来的时候，后背肌肉要使劲，向前伸时放松，向后划时用力。这节操可每天做1分钟（上页图⑫）。

祛病功效 重复做此操可以使背部得到极大限度的伸展，并通过活动手臂及肩部脉络，带动背部的气血循环，从而有效解除后背疼痛。

大雁展翅

【操作步骤】

1.首先身体直立，左脚向前迈出一步，重心开始移到前边这条腿上，同时抬头挺胸，双臂向后摆，背部呈反弓状如同大雁飞翔（图⑬）。

2.也可以一手扶住桌边，如右手扶桌则左腿向后摆，左臂伸直向身体前上方举起，抬头挺胸背部呈反弓状。整个脊柱都参与运动，左右交替各做30秒（图⑭）。

3.然后向前迈出半步，两手侧半举，两手向后快速摆动至最大角度，抬头看向房顶（图⑮）。

祛病功效 此操能通过仿生法活络腰背部的经脉，加快血液循环，有效缓解腰背部疾病。

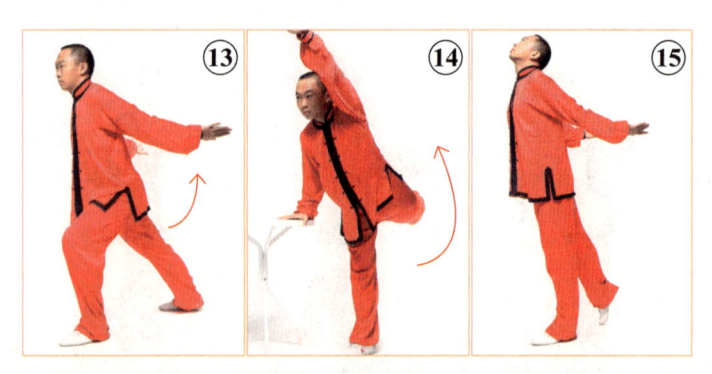

腰部运动

【操作步骤】

1. 十指相扣，左臂向后外展，腰往左后旋；然后换右臂向后外展，腰往右后旋（图⑯）。
2. 双臂向前伸至水平，掌心向上，双臂缓缓向上划弧并伸腰（图⑰、图⑱）。
3. 双手掌心向上，缓慢上行至胸前，双手合十，然后十指交叉，反掌向前平推（图⑲）。
4. 在第3步动作的基础上，将双手上举过头，手如托重物。然后上肢姿势不变，头、腰先往左旋转，再往右旋转，旋转一左一右为1次，共做6次（图⑳）。

祛病功效 此系列运动全面活动了上身肌肉及经络，打通气血循环，能够有效地缓解和改善腰酸背痛的症状。

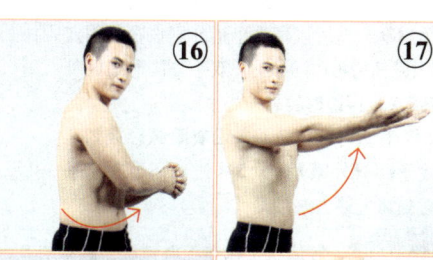

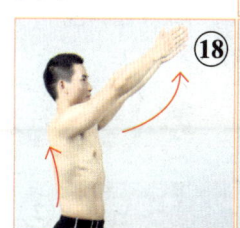

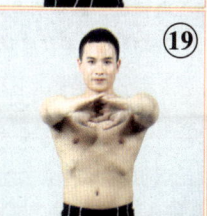

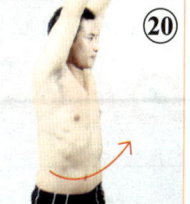

国医小课堂

腰酸背痛的食疗方

补骨脂12克，胡桃仁30克，杜仲、肉苁蓉各10克，续断9克。水煎，每日1剂，分早晚服用，可有效治疗腰酸背痛症状。

近视

近视是眼睛看不清远物，却能看清近物的症状。在屈光静止的前提下，远处的物体不能在视网膜汇聚，而在视网膜之前形成焦点，因而造成视觉变形，导致远方的物体模糊不清。近视分屈光和轴性两类。

点睛明、瞳子髎穴

【操作步骤】

1. 拇指自然压在食指、中指、无名指上，呈虚拳。然后以两手小指分别按在睛明穴（内眼角旁0.1寸处）上。双手先同时顺时针转9次，再逆时针转9次。
2. 两手小指再从睛明穴沿着眼缘轻轻划至瞳子髎（外眼角旁0.5寸处），再在瞳子髎处依上述方法按摩（图①）。

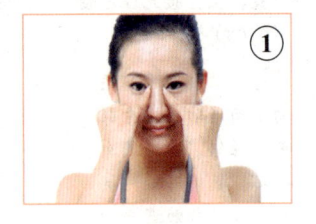

祛病功效 该法可使眼部气血畅通、醒脑明目，有助于缓解视力疲劳，防止头晕目眩。因此，点按此穴对预防和治疗近视功效显著。

按摩四白穴

【操作步骤】

按摩四白穴时先将双手拇指指端螺纹面分别置于四白穴上，按下时吸气，呼气时还原，以稍有酸胀感为佳，重复5～7次；然后以双手中指指端有节奏地敲打四白穴，重复16次；再以螺纹面揉四白穴，沿顺时针、逆时针方向各8次（图②）。

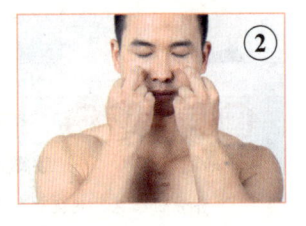

祛病功效 四白穴是明目要穴，视物不清、眼睛疲劳时按摩此穴疗效显著。

眼部保健操

【操作步骤】

1. **运动眼球**：吸气时按逆时针方向向上看、向左上方看、向右上方看；呼气时按顺时针方向向下看、向右看、向右下方看、向左下方看。各方向重复5~7次。
2. **掌心温贴眼球**：紧闭双眼，两手掌擦热后将掌心分别紧贴于眼球上，同时睁眼，眼睑颤动各8次，重复3遍。
3. **抹推眼眶**：双手食指屈成弓形，分别以第2指节桡侧面紧贴于眼眶，自内向外，先上后下，再次先下后上，抹推眼眶，重复5~7次（图③）。
4. **挤按内眼角**：以一手拇指和食指分别置于两侧的内眼角上，向下按时吸气，呼气时还原；再向上挤时吸气，呼气时还原，一按一挤，重复5~7次。

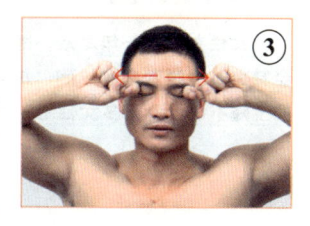

祛病功效 此操可有效地刺激足阳明胃经上的穴位，缓解视疲劳。

头部按摩操

【操作步骤】

1. 手掌对搓，温热后，轻熨双目，此时手掌的劳宫穴应与双目相对，反复6次。
2. 拇指与其余四指抓眉，并轻轻上提6次。
3. 双手握拳，用食指边缘轻刮眼眶6次（图④）。
4. 以双手食指旋转揉按迎香穴6次（图⑤）。
5. 搓热双手小鱼际，反向半合并左右小鱼际，从上到下来回按摩睛明和迎香两穴6次。

祛病功效 此操可以缓解眼部神经疲劳，改善视力。

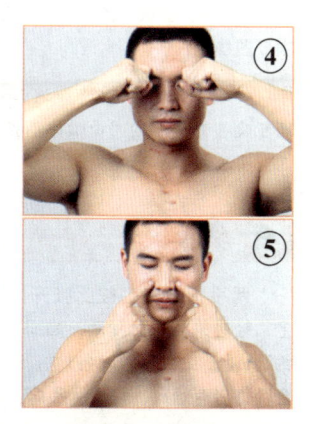

更年期综合征

女性在绝经一年之后,即正式步入更年期,在此期间,女性的卵巢会减少分泌雌激素和孕酮,排卵率也会降低,直至停止排卵。激素水平的下降不仅会令诸多女性感到身体不适,还会经常引起情绪波动。

拉嘴角

【操作步骤】

使劲把嘴角往下拉,类似于苦瓜脸(图①)。

祛病功效 此动作可以拉动颈部、前胸和腺体,防治更年期综合征。

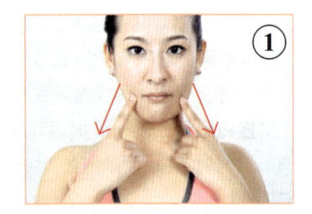

吸气呼气法

【操作步骤】

连续吸气2次(图②),再连续呼气2次(图③)。

祛病功效 此动作通过加速心脏血液循环可改善更年期期间由心律不齐引起的头痛、头晕和心悸等症状。

洗头揉法

两手指微曲,彼此张开,插到头皮上,轻轻来回交叉揉动,如同洗头似的,约2分钟。每日早、晚各1次。若更年期综合征患者有烦躁、焦虑、头痛、头晕等症状时,应延长施术的时间。

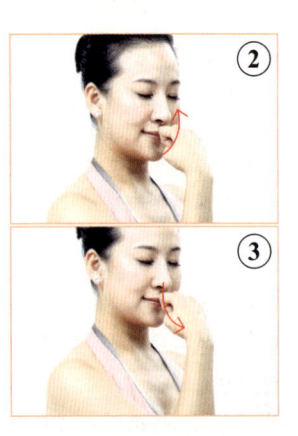

子宫疾病

子宫疾病是指子宫区域发生的各种病变，如炎症、损伤、肿瘤以及癌前病变等，是女性常见的疾患。导致子宫疾病的原因有流产、放取环等宫腔操作以及感染等。

脊骨转圈

【操作步骤】

1. 坐在椅子上，上身挺直，右腿跷在左腿上面，双手交叉自然安放在大腿上（图①）。
2. 以腰部为轴心，保持下身不动，上半身自右向左旋转3圈（图②）。
3. 接着换腿运动，将左腿跷在右腿上面，双手交叉放在大腿上，下半身保持不动，上半身以腰部为轴心自左向右自然旋转3圈（图③）。

祛病功效 此动作通过拉动卵巢部位来预防和改善子宫及卵巢疾病。

脚板转圈

【操作步骤】

坐在椅子上，伸出双脚，将脚板先按顺时针方向旋转2分钟，再按逆时针方向旋转2分钟。

祛病功效 此动作可以改善气行不畅而致的血行不畅状况，以缓解子宫不适。

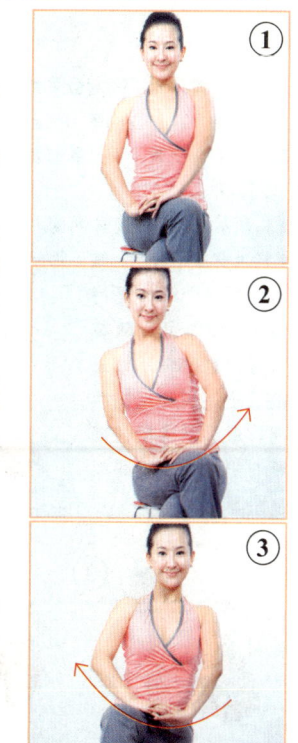

膀胱炎

膀胱炎可分为有特异性细菌感染和非特异性细菌感染两种。前者是针对膀胱结核而言的,后者是由大肠杆菌、副大肠杆菌、变形杆菌、绿脓杆菌、粪链球菌和金黄色葡萄球菌引起的。

面壁蹲立

【操作步骤】

1. 面对墙壁,做下蹲起立的练习。初练时可离墙稍远,两手可先交叉置于胸前,做下蹲起立的练习(图①)。
2. 将两手合十置于两乳头连线之间的膻中穴的正前方,做下蹲起立的练习(图②)。
3. 将两手自然垂于身体两侧,做下蹲起立的练习(图③)。
4. 将手交握于背后,做下蹲起立的练习(图④)。
5. 每天每个动作坚持做3分钟即可。随着腰背力量的增加,逐渐缩短足尖与墙的距离,最后足尖抵住墙壁时仍然能自如蹲起(图⑤)。

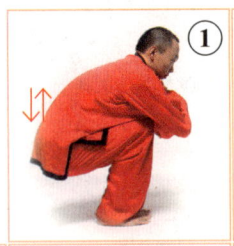

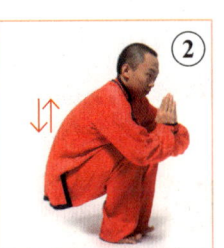

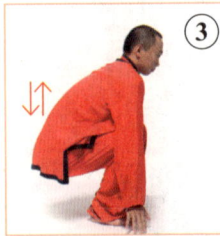

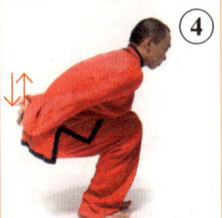

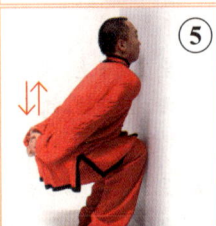

祛病功效 此法可以最大限度地锻炼足太阳膀胱经和手厥阴心包经，能够预防和改善膀胱炎症，并改善心情。

阴阳相交

【操作步骤】

取坐位或卧位，把一足的外缘置于另一足的内缘上，使足部的膀胱经腧穴与脾经腧穴互相踩压即可（图⑥）。

祛病功效 此法可以有效刺激膀胱经与脾经两经足部的穴位，疏通两大经络气血，增强两脏腑的功能，从而改善膀胱炎症状。

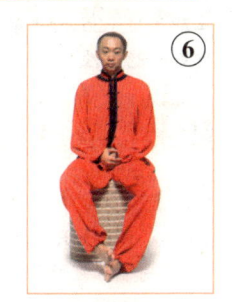

小动作自疗法

【操作步骤】

◎**锻炼耻骨运动**。取站姿，手肘弯曲，以左手握住右腿膝盖，上半身向前屈，左腿保持直立。然后换成右手握住左膝盖，右腿保持直立（图⑦）。

◎**拉紧、松弛韧带运动**。用力缩紧肚脐，保持一段时间后缓缓拉动下腹部肌肉。

◎**收缩腹部运动**。用力收缩肚脐周围的腹部肌肉，这样可以拉动丹田穴，从而与命门穴产生共振（图⑧）。

◎**提肛运动**。将肛门使劲向上提缩，似憋大便状即可。

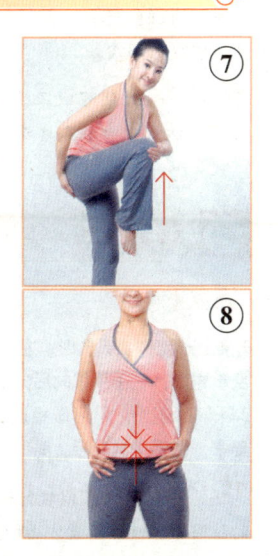

祛病功效 此系列小动作可拉动括约肌及小腹肌肉，从而防治膀胱炎症。

胆囊炎

胆囊炎是细菌性感染或化学性刺激（胆汁成分改变）引起的胆囊炎性病变，为胆囊的常见病。在腹部外科中其病发率仅次于阑尾炎，本病多见于35～55岁的中年人，女性发病较男性多，尤多见于肥胖且多次妊娠的女性。

左右开弓

【操作步骤】

1. 站立，两脚分开同肩宽，双眼平视前方，双手握拳在腰间。然后吸气，右手立掌慢慢向前推出，身体向左侧转动，头尽量向后看（图①、图②）。
2. 呼气时回到原状，然后做相反的动作，重复1～3次。

祛病功效 此法可以保持胆囊的收缩功能，防止胆汁长期瘀滞，有效防治胆囊炎。

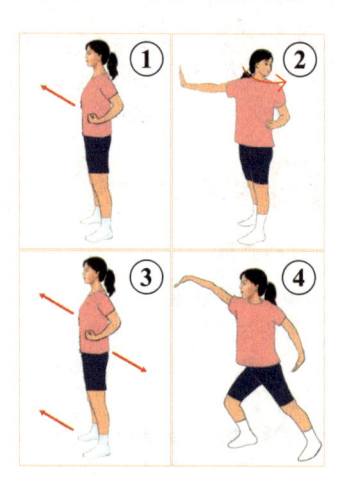

瞻前顾后

【操作步骤】

1. 接上一动作，吸气时，左脚以45度迈出一步，左手手掌也以45度向前、向上反掌送出，右手手掌向后向下压，头向后看，慢慢用力前后伸展（图③）。
2. 呼气时还原。然后做相反的动作：右脚以45度迈出，右手手掌向前、向上反掌，左手手掌向后、向下反掌（图④）。

祛病功效 此法可以较好地锻炼肝、胆经，加强胆汁分泌，增强胆囊肌肉的收缩力，改善胆囊方面的疾病。